用人单位职业卫生培训系列教材

冶金企业从业人员

王海椒　主　编

国家安全监管总局信息研究院　组织编写

煤炭工业出版社

·北　京·

图书在版编目（CIP）数据

冶金企业从业人员／王海椒主编；国家安全监管总局信息研究院组织编写．－－北京：煤炭工业出版社，2017

用人单位职业卫生培训系列教材

ISBN 978 - 7 - 5020 - 5736 - 7

Ⅰ.①冶… Ⅱ.①王… ②国… Ⅲ.①冶金工业—工业企业—劳动卫生—卫生管理—职业培训—教材 Ⅳ.①R13

中国版本图书馆 CIP 数据核字（2017）第 048460 号

冶金企业从业人员（用人单位职业卫生培训系列教材）

主　　编	王海椒
组织编写	国家安全监管总局信息研究院
责任编辑	罗秀全　郭玉娟
责任校对	张晔辉
封面设计	于春颖

出版发行　煤炭工业出版社（北京市朝阳区芍药居 35 号　100029）

电　　话　010 - 84657898（总编室）

　　　　　010 - 64018321（发行部）　010 - 84657880（读者服务部）

电子信箱　cciph612@126.com

网　　址　www.cciph.com.cn

印　　刷　北京玥实印刷有限公司

经　　销　全国新华书店

开　　本　710mm×1000mm¹/₁₆　印张　6¹/₄　字数　102 千字

版　　次　2017 年 5 月第 1 版　2017 年 5 月第 1 次印刷

社内编号　8599　　　　　　　定价　18.00 元

出 版 说 明

为贯彻落实《中华人民共和国安全生产法》和《中华人民共和国职业病防治法》精神,帮助用人单位做好职业卫生培训工作,不断提升用人单位职业卫生管理水平,提高劳动者的职业病危害防治意识和能力,根据《国务院办公厅关于印发国家职业病防治规划(2016—2020年)的通知》(国办发〔2016〕100号)和《国家安全监管总局办公厅关于加强用人单位职业卫生培训工作的通知》(安监总厅安健〔2015〕121号)的要求,国家安全监管总局信息研究院组织专家,按照"看得懂、记得住、用得上"的原则,主要针对煤矿、冶金、化工、建材四个职业病危害严重行业(领域),编写了用人单位职业卫生培训系列教材。每个行业的教材,根据读者对象不同,分为《×××企业主要负责人与职业卫生管理人员》和《×××企业从业人员》两本。

本书主要包括以下内容:职业卫生法律法规和标准;职业病防治基本知识;冶金企业职业卫生管理制度;冶金企业主要职业病危害因素识别及控制;冶金企业劳动防护用品;劳动者职业卫生权利与义务;工伤保险等。

本书由王海椒主编,王雪涛、冯灵云、张华伟、赵佳佳、黄希等参与编写。本书的编写出版,得到了国家安全监管总局职业安全健康监督管理司、国家安全监管总局职业安全卫生研究中心、中国建材检验认证集团股份有限公司等的大力支持和帮助,编写人员积极承担编写任务,顶着很大的工作压力,牺牲了大量的休息时间,克服了重重困难，付出了心血和汗水，在此一并表示衷心感谢！

由于编写时间很紧，因此书中难免存在不足之处，望读者批评指正，提出意见，以便我们及时更正。

出版者

二〇一七年二月

冶金企业从业人员

目 次

冶金企业从业人员

绪论

冶金学是一门研究如何经济地从矿石或其他原料中提取金属或金属化合物，并用各种加工方法制成具有一定性能的金属材料的科学。

由于提取各种金属的矿石具有不同的性质，故提取金属要根据不同的原理、采用不同的生产工艺和设备，从而形成了冶金的专门学科——冶金学。

冶金学以研究金属的制取、加工和改进金属性能的各种技术为重要内容，现发展为对金属成分、组织结构、性能和有关基础理论的研究。就其研究领域而言，冶金学分为提取冶金和物理冶金两门学科。

提取冶金学是研究如何从矿石中提取金属或金属化合物的生产过程，由于该过程伴有化学反应，又称为化学冶金。

物理冶金学是通过成形加工制备有一定性能的金属或合金材料，研究其组成、结构的内在联系以及在各种条件下的变化规律，为有效使用和发展具有特定性能的金属材料服务。它包括金属学、粉末冶金、金属铸造、金属压力加工等。

一、冶金分类及方法

现代工业习惯把金属分为黑色金属和有色金属两大类，铁、铬、锰三种金属属于黑色金属，其余金属属于有色金属。因此，冶金工业按照金属的两大类别通常分为黑色金属冶金工业和有色金属冶金工业。前者包括铁、钢及铁合金（如锰铁、铬铁）的生产，故又称钢铁冶金。后者包括各种有色金属的生产，统称为有色金属冶金。

从矿石或其他原料中提取金属的方法很多，可归纳为以下三种：

（1）火法冶金。它是指在高温下矿石经熔炼与精炼反应及熔化作业，使其中的金属和杂质分开，获得较纯金属的过程。整个过程可分为原料准备、冶炼和精炼三个工序。该过程所需能源主要靠燃料燃烧供给，也有依靠过程中的化学反应热来提供的。

（2）湿法冶金。它是指在常温或低于 100 ℃时，用溶剂处理矿石或精矿，使所要提取的金属溶解于溶液中而其他杂质不溶解，然后再从溶液中将金属提取和分离出来的过程。由于绝大部分溶剂为水溶液，故也称为水法冶金。该方法包括浸出、分离、富集和提取等工序。

（3）电冶金。它是利用电能提取和精炼金属的方法，按电能形式可分为电热冶金和电化学冶金两类。

采用哪种方法提取金属，按怎样的顺序进行，很大程度上取决于所用的原料以及要求的产品。冶金方法中火法和湿法的应用较为普遍，钢铁冶金主要采用火法，而有色金属提取则火法和湿法兼有。

在考虑某种金属的冶炼工艺流程及确定冶金单元过程时，应注意分析原料条件（包括化学组成、颗粒大小、脉石和有害杂质等）、冶炼原理、冶炼设备、冶炼技术条件、产品质量和技术经济指标等。另外，还应考虑水电供应、交通运输等辅助条件。其总的要求（或原则）是过程越少越好，工艺流程越短越好。由于冶金原料成分的复杂性，使用的冶金设备也是多种多样的，如火法冶金中的烧结机、沸腾炉、闪速炉、转炉、回转窑、反射炉、鼓风炉、电炉等；湿法冶金中有各种形式的电解槽和各种反应器；此外，还有收尘设备、液固分离设备。这些设备的使用选择，同样决定着冶金过程的效果，甚至是冶金能否取得成功的关键。需要提及的是，冶炼金属的工艺流程，除了提取提纯金属以外，还要同时回收伴生有价金属，重视"三废"（废气、废渣、废液）治理和综合利用等方面的问题。因此，完整的工艺流程是很复杂的，所包含的冶金过程也是很多的。

二、冶金工业在国民经济中的地位和作用

冶金工业是整个原材料工业体系中的重要组成部分，它与能源工业和交通运输业一样，是构成国民经济的基础产业。材料是人类社会发展的物质基础和先导，没有金属材料便没有人类的物质文明。国民经济各个部门都离不开金属材料。目前，尽管陶瓷材料、高分子材料和复合材料发展很快，但金属材料在今后很长时间内仍将占主导地位。

钢铁是用途最广泛的金属材料。人类使用的金属中，铁和钢占 90% 以上。人们生活离不开钢铁，人们从事生产或其他活动所用的工具和设施也都要使用钢铁。钢铁产量往往是衡量一个国家工业化水平和生产能力的重要标志，钢铁

的质量和品种对国民经济的其他工业部门产品的质量有着极大的影响。

我国 2015 年生铁的产量为 5.75×10^8 t，钢的产量为 11.23×10^8 t，是目前世界上钢铁产量最多的国家。今后，我国的钢铁工业将以提高质量、扩大品种、降低成本、节约原材料及能源为中心，进一步发展现代化钢铁冶炼技术。

世界有色金属的产量虽然只占钢产量的 7% 左右，但由于有色金属具有许多特殊的优良性能（例如具有导电、导热性好，密度小，化学性能稳定，耐热、耐酸碱和耐腐蚀，工艺性能好等特点），因此是电气、机械、化工、电子、通信、轻工、仪表、航天等工业部门不可缺少的材料，也是其他材料所不能替代的材料。

当今国际社会公认，能源技术、信息技术和材料技术是人类现代文明的三大支柱。占元素周期表中约 70% 的有色金属及其相关元素是当今高科技发展必不可少的新材料的重要组成部分。飞机、导弹、火箭、卫星、核潜艇等尖端武器以及原子能、电视、通信、雷达、电子计算机等尖端技术所需的构件或部件大都是由有色金属中的轻金属和稀有金属制成的。此外，没有镍、钴、钨、钼、钒、铌、稀土元素等有色金属也就没有合金钢的生产及发展。有色重金属和轻金属在某些用途（如电力工业等）上的使用量也是相当可观的。科技发展需要有色金属，经济发展也需要有色金属，有色金属科技的发展又离不开人类科技和经济的发展，两者相互促进，相得益彰。

我国发展有色金属工业具有潜在的资源优势。我国已查明的矿产资源总量约占世界的 12%，仅次于美国和俄罗斯，居世界第三位，是世界上矿产资源总量丰富、储量可观、品种较齐全、资源配套程度较高的少数国家之一，其中钨、锑、锡、钽、锂、铍、镁、稀土金属的储量居世界首位。

2002 年，中国铜、铝、铅、锌、镍、镁、钛、锡、锑、汞等 10 种常用有色金属产量一举超越美国，成为世界有色金属生产第一大国，此后 10 种有色金属产量连续 13 年居世界第一。2015 年我国 10 种有色金属总产量达 0.509×10^8 t，同比增长 5.8%。

据了解，我国经济发展进入新常态以来，有色矿业经济下行压力加大。"一带一路"、京津冀协同发展、长江经济带建设等国家战略的实施，将为有色金属工业拓展新的发展空间。同时，行业运行仍将面临较大不确定性，在稳增长、调结构、加快供给侧结构性改革，加快行业转型升级，降本增效的同时，要生产品种齐、纯度高、质量优的更多有色金属及其材料，以满足国民经济增长的需要，把我国从有色金属大国变成有色金属强国。

三、冶金企业职业卫生现状

冶金工业生产中主要的有害因素有高温、强热辐射、粉尘、一氧化碳和噪声等。

（1）高温和强热辐射。在冶金生产中，矿粉的加工烧结、炼焦、炼铁、炼钢、轧钢等环节都存在高温作业，因此较易发生中暑。灼热的物体辐射出的大量紫外线易引起职业性白内障。

（2）粉尘。在生产中，从井下开采、运输、破碎到选矿、混料、烧结等环节都有很高浓度的粉尘，长期接触会导致尘肺（多为矽肺）。

（3）一氧化碳。在煤气中一氧化碳含量为 30% 左右，故在接触煤气的岗位，如不注意防护就可能发生一氧化碳中毒。

（4）其他。空压机、风机、轧钢机等发出的强噪声易引起职业性噪声聋；由于接触火焰、钢水、钢渣、钢锭的机会较多，极容易发生烧灼伤；接触高温辐射的工人中，易发生火激红斑、色素沉着、毛囊炎及皮肤化脓等疾患；由于高温作用，肠道活动出现抑制反应，使消化不良和胃肠道疾患增多，高血压的发病率也比一般工人高。

尽管我国冶金行业产量、消费量、进出口贸易量均位于世界首位，但是我国冶金生产企业发展极不平衡。尽管有一批生产工艺先进的大型冶金生产企业，职业病管理制度较为健全，职业病防护设施也配备到位，但仍然有相当比例的工艺落后的粗放式小企业。这些企业与大型、正规冶金生产企业的职业卫生条件的差距主要表现在：

一是对职业卫生工作不重视，社会责任感不强。主要负责人对职业卫生工作缺乏基本的认识，未建立、健全职业病防治责任制，未设置或者指定职业卫生管理机构或者配备专（兼）职的职业卫生管理人员。而一旦发现员工有职业病先兆，即被解雇，得不到治疗，给社会造成不稳定因素。

二是职业卫生管理制度不健全、健康监护缺失。未建立、健全职业卫生管理制度和操作规程，未对工作场所职业病危害因素进行定期检测和日常监测，未组织从事接触职业病危害作业的人员进行职业健康检查，没有为作业人员提供个人职业病防护用品或所提供的防护用品不符合国家职业卫生标准要求等。

三是职业卫生培训不到位。未对作业人员进行上岗前的职业卫生培训和在

冶金企业从业人员

· 4 ·

岗期间的定期职业卫生培训，作业人员不了解本岗位职业病危害因素的种类、分布、防护措施、注意事项和应急处置措施等知识。

四是企业用工制度混乱。部分企业不与作业人员签订劳动合同，企业季节性、临时性组织生产，工作流动性、随意性大。

五是作业人员文化程度偏低。尤其是小型生产企业作业人员，多数文化素质不高，学习和掌握知识的能力较差，自我保护意识淡薄，并且流动性大，劳动关系不稳定，客观上增加了职业病防治工作的难度。

社会在进步，科学在发展，技术在创新，安全和健康是永恒的话题。冶金行业的安全健康关系到国家的财产安全、关系到冶金企业的经济效益和社会效益、关系到人民生活利益和从业人员的安康，是冶金企业最根本的效益所在，因此推进职业安全健康事业发展刻不容缓。

第一章
职业卫生法律法规和标准

做任何事都要有法可依，有据可循，要想做好职业卫生工作，必须先了解我国法律法规中对职业卫生工作的要求，以维护自己的权益。

第一节　职业卫生法律法规体系

我国职业卫生法律法规体系具有五个层次：

第一层次，宪法。宪法是国家的根本大法，具有最高的法律效力，一切法律、行政法规、地方法规、规章都不得同宪法相抵触。

第二层次，法律。法律是由全国人大及其常委会制定的。例如，《中华人民共和国职业病防治法》(简称《职业病防治法》)、《中华人民共和国安全生产法》(简称《安全生产法》)、《中华人民共和国劳动法》(简称《劳动法》)等。

第三层次，行政法规。行政法规是国务院根据宪法和法律制定的。例如《使用有毒物品作业场所劳动保护条例》、《放射性同位素与射线装置放射防护条例》、《中华人民共和国尘肺病防治条例》(简称《尘肺病防治条例》)、《危险化学品安全管理条例》等。

第四层次，地方性法规。地方性法规是由省、自治区、直辖市、省和自治区的人民政府所在市、经国务院批准的较大的市人大及其常委会，根据本行政区域的具体情况和实际需要制定和颁布的、在本行政区域内实施的规范性文件的总称。

第五层次，规章。规章是由国务院各部、委员会、中国人民银行、审计署和具有行政管理职能的直属机构，省、自治区、直辖市和较大的市人民政府制定的。部门规章由部门首长签署命令并予以公布，地方政府规章由省长、自治区主席或者市长签署命令并予以公布。

这些法律法规对企业的职业安全卫生提出了全面、具体的要求。

第二节 职业卫生法律法规要求

一、《中华人民共和国宪法》

《中华人民共和国宪法》第四十二条明确规定："国家通过各种途径，创造劳动就业条件，加强劳动保护，改善劳动条件，并在发展生产的基础上，提高劳动报酬和福利待遇。"加强劳动保护，改善劳动条件，这是对我国职业安全卫生工作的总体规定。

二、职业卫生相关法律法规

1.《职业病防治法》

《职业病防治法》是我国预防、控制和消除职业病危害，防治职业病，保护劳动者健康及其相关权益的一部专门法律，是职业卫生的一部大法。

《职业病防治法》中与劳动者相关的条文摘录如下。

第一条 为了预防、控制和消除职业病危害，防治职业病，保护劳动者健康及其相关权益，促进经济社会发展，根据宪法，制定本法。

第四条 劳动者依法享有职业卫生保护的权利。

用人单位应当为劳动者创造符合国家职业卫生标准和卫生要求的工作环境和条件，并采取措施保障劳动者获得职业卫生保护。

工会组织依法对职业病防治工作进行监督，维护劳动者的合法权益。用人单位制定或者修改有关职业病防治的规章制度，应当听取工会组织的意见。

第七条 用人单位必须依法参加工伤保险。

国务院和县级以上地方人民政府劳动保障行政部门应当加强对工伤保险的监督管理，确保劳动者依法享受工伤保险待遇。

第十三条 任何单位和个人有权对违反本法的行为进行检举和控告。有关部门收到相关的检举和控告后，应当及时处理。

对防治职业病成绩显著的单位和个人，给予奖励。

第十四条 用人单位应当依照法律、法规要求，严格遵守国家职业卫生标准，落实职业病预防措施，从源头上控制和消除职业病危害。

第十五条 产生职业病危害的用人单位的设立除应当符合法律、行政法规

第一章 职业卫生法律法规和标准

· 7 ·

规定的设立条件外，其工作场所还应当符合下列职业卫生要求：

（一）职业病危害因素的强度或者浓度符合国家职业卫生标准；

（二）有与职业病危害防护相适应的设施；

（三）生产布局合理，符合有害与无害作业分开的原则；

（四）有配套的更衣间、洗浴间、孕妇休息间等卫生设施；

（五）设备、工具、用具等设施符合保护劳动者生理、心理健康的要求；

（六）法律、行政法规和国务院卫生行政部门、安全生产监督管理部门关于保护劳动者健康的其他要求。

第二十条　用人单位应当采取下列职业病防治管理措施：

（一）设置或者指定职业卫生管理机构或者组织，配备专职或者兼职的职业卫生管理人员，负责本单位的职业病防治工作；

（二）制定职业病防治计划和实施方案；

（三）建立、健全职业卫生管理制度和操作规程；

（四）建立、健全职业卫生档案和劳动者健康监护档案；

（五）建立、健全工作场所职业病危害因素监测及评价制度；

（六）建立、健全职业病危害事故应急救援预案。

第二十二条　用人单位必须采用有效的职业病防护设施，并为劳动者提供个人使用的职业病防护用品。

用人单位为劳动者个人提供的职业病防护用品必须符合防治职业病的要求；不符合要求的，不得使用。

第二十四条　产生职业病危害的用人单位，应当在醒目位置设置公告栏，公布有关职业病防治的规章制度、操作规程、职业病危害事故应急救援措施和工作场所职业病危害因素检测结果。

对产生严重职业病危害的作业岗位，应当在其醒目位置，设置警示标识和中文警示说明。警示说明应当载明产生职业病危害的种类、后果、预防以及应急救治措施等内容。

第三十三条　用人单位与劳动者订立劳动合同（含聘用合同，下同）时，应当将工作过程中可能产生的职业病危害及其后果、职业病防护措施和待遇等如实告知劳动者，并在劳动合同中写明，不得隐瞒或者欺骗。

劳动者在已订立劳动合同期间因工作岗位或者工作内容变更，从事与所订立劳动合同中未告知的存在职业病危害的作业时，用人单位应当依照前款规定，向劳动者履行如实告知的义务，并协商变更原劳动合同相关条款。

用人单位违反前两款规定的，劳动者有权拒绝从事存在职业病危害的作业，用人单位不得因此解除与劳动者所订立的劳动合同。

第三十四条　用人单位的主要负责人和职业卫生管理人员应当接受职业卫生培训，遵守职业病防治法律、法规，依法组织本单位的职业病防治工作。

用人单位应当对劳动者进行上岗前的职业卫生培训和在岗期间的定期职业卫生培训，普及职业卫生知识，督促劳动者遵守职业病防治法律、法规、规章和操作规程，指导劳动者正确使用职业病防护设备和个人使用的职业病防护用品。

劳动者应当学习和掌握相关的职业卫生知识，增强职业病防范意识，遵守职业病防治法律、法规、规章和操作规程，正确使用、维护职业病防护设备和个人使用的职业病防护用品，发现职业病危害事故隐患应当及时报告。

劳动者不履行前款规定义务的，用人单位应当对其进行教育。

第三十五条　对从事接触职业病危害的作业的劳动者，用人单位应当按照国务院安全生产监督管理部门、卫生行政部门的规定组织上岗前、在岗期间和离岗时的职业健康检查，并将检查结果书面告知劳动者。职业健康检查费用由用人单位承担。

用人单位不得安排未经上岗前职业健康检查的劳动者从事接触职业病危害的作业；不得安排有职业禁忌的劳动者从事其所禁忌的作业；对在职业健康检查中发现有与所从事的职业相关的健康损害的劳动者，应当调离原工作岗位，并妥善安置；对未进行离岗前职业健康检查的劳动者不得解除或者终止与其订立的劳动合同。

职业健康检查应当由省级以上人民政府卫生行政部门批准的医疗卫生机构承担。

第三十六条　用人单位应当为劳动者建立职业健康监护档案，并按照规定的期限妥善保存。

职业健康监护档案应当包括劳动者的职业史、职业病危害接触史、职业健康检查结果和职业病诊疗等有关个人健康资料。

劳动者离开用人单位时，有权索取本人职业健康监护档案复印件，用人单位应当如实、无偿提供，并在所提供的复印件上签章。

第三十八条　用人单位不得安排未成年工从事接触职业病危害的作业；不得安排孕期、哺乳期的女职工从事对本人和胎儿、婴儿有危害的作业。

第三十九条　劳动者享有下列职业卫生保护权利：

（一）获得职业卫生教育、培训；

（二）获得职业健康检查、职业病诊疗、康复等职业病防治服务；

（三）了解工作场所产生或者可能产生的职业病危害因素、危害后果和应当采取的职业病防护措施；

（四）要求用人单位提供符合防治职业病要求的职业病防护设施和个人使用的职业病防护用品，改善工作条件；

（五）对违反职业病防治法律、法规以及危及生命健康的行为提出批评、检举和控告；

（六）拒绝违章指挥和强令进行没有职业病防护措施的作业；

（七）参与用人单位职业卫生工作的民主管理，对职业病防治工作提出意见和建议。

用人单位应当保障劳动者行使前款所列权利。因劳动者依法行使正当权利而降低其工资、福利等待遇或者解除、终止与其订立的劳动合同的，其行为无效。

第四十四条　劳动者可以在用人单位所在地、本人户籍所在地或者经常居住地依法承担职业病诊断的医疗卫生机构进行职业病诊断。

第四十九条　职业病诊断、鉴定过程中，在确认劳动者职业史、职业病危害接触史时，当事人对劳动关系、工种、工作岗位或者在岗时间有争议的，可以向当地的劳动人事争议仲裁委员会申请仲裁；接到申请的劳动人事争议仲裁委员会应当受理，并在三十日内作出裁决。

当事人在仲裁过程中对自己提出的主张，有责任提供证据。劳动者无法提供由用人单位掌握管理的与仲裁主张有关的证据的，仲裁庭应当要求用人单位在指定期限内提供；用人单位在指定期限内不提供的，应当承担不利后果。

劳动者对仲裁裁决不服的，可以依法向人民法院提起诉讼。

用人单位对仲裁裁决不服的，可以在职业病诊断、鉴定程序结束之日起十五日内依法向人民法院提起诉讼；诉讼期间，劳动者的治疗费用按照职业病待遇规定的途径支付。

第五十五条　医疗卫生机构发现疑似职业病病人时，应当告知劳动者本人并及时通知用人单位。

用人单位应当及时安排对疑似职业病病人进行诊断；在疑似职业病病人诊断或者医学观察期间，不得解除或者终止与其订立的劳动合同。

疑似职业病病人在诊断、医学观察期间的费用，由用人单位承担。

第五十六条　用人单位应当保障职业病病人依法享受国家规定的职业病待遇。

用人单位应当按照国家有关规定，安排职业病病人进行治疗、康复和定期检查。

用人单位对不适宜继续从事原工作的职业病病人，应当调离原岗位，并妥善安置。

用人单位对从事接触职业病危害的作业的劳动者，应当给予适当岗位津贴。

第五十七条　职业病病人的诊疗、康复费用，伤残以及丧失劳动能力的职业病病人的社会保障，按照国家有关工伤保险的规定执行。

第五十八条　职业病病人除依法享有工伤保险外，依照有关民事法律，尚有获得赔偿的权利的，有权向用人单位提出赔偿要求。

第五十九条　劳动者被诊断患有职业病，但用人单位没有依法参加工伤保险的，其医疗和生活保障由该用人单位承担。

第六十条　职业病病人变动工作单位，其依法享有的待遇不变。

用人单位在发生分立、合并、解散、破产等情形时，应当对从事接触职业病危害的作业的劳动者进行健康检查，并按照国家有关规定妥善安置职业病病人。

第六十一条　用人单位已经不存在或者无法确认劳动关系的职业病病人，可以向地方人民政府民政部门申请医疗救助和生活等方面的救助。

地方各级人民政府应当根据本地区的实际情况，采取其他措施，使前款规定的职业病病人获得医疗救治。

2.《劳动法》

《劳动法》是为了保护劳动者的合法权益，调整劳动关系，建立和维护适应社会主义市场经济的劳动制度，促进经济发展和社会进步而制定的法律。

1）劳动安全卫生要求

（1）劳动防护用品及体检要求。用人单位必须为劳动者提供符合国家规定的劳动安全卫生条件和必要的劳动防护用品，对从事有职业病危害作业的劳动者应当定期进行健康检查。

（2）特种作业人员培训要求。从事特种作业的劳动者必须经过专门培训并取得特种作业资格。

2）女职工和未成年工特殊保护

禁止安排女职工从事矿山井下、国家规定的第四级体力劳动强度的劳动和其他禁忌从事的劳动；不得安排女职工在经期从事高处、低温、冷水作业和国家规定的第三级体力劳动强度的劳动；不得安排女职工在怀孕期间从事国家规定的第三级体力劳动强度的劳动和孕期禁忌从事的劳动。对怀孕 7 个月以上的女职工，不得安排其延长工作时间和夜班劳动；不得安排女职工在哺乳未满 1 周岁的婴儿期间从事国家规定的第三级体力劳动强度的劳动和哺乳期禁忌从事的其他劳动，不得安排其延长工作时间和夜班劳动；不得安排未成年工从事矿山井下、有毒有害、国家规定的第四级体力劳动强度的劳动和其他禁忌从事的劳动。

用人单位应当对未成年工定期进行健康检查。

3.《安全生产法》

《安全生产法》的立法目的是：加强安全生产监督管理，防止和减少生产安全事故，保障人民群众生命和财产安全，促进经济发展。《安全生产法》内容包括总则、生产经营单位的安全生产保障、从业人员的安全生产权利义务、安全生产的监督管理、生产安全事故的应急救援与调查处理、法律责任、附则等。

《安全生产法》规定了从业人员享有的权利：

（1）生产经营单位与从业人员订立的劳动合同，应当载明有关保障从业人员劳动安全、防止职业危害的事项，以及依法为从业人员办理工伤保险的事项。生产经营单位不得以任何形式与从业人员订立协议，免除或者减轻其对从业人员因生产安全事故伤亡依法应承担的责任。

（2）生产经营单位的从业人员有权了解其作业场所和工作岗位存在的危险因素、防范措施及事故应急措施，有权对本单位的安全生产工作提出意见。

（3）从业人员有权对本单位安全生产工作中存在的问题提出批评、检举、控告，有权拒绝违章指挥和强令冒险工作。生产经营单位不得因从业人员对本单位安全生产工作提出批评、检举、控告或者拒绝违章指挥、强令冒险作业而降低其工资、福利待遇或者解除与其订立的劳动合同。

（4）从业人员发现直接危及人身安全的紧急情况时，有权停止作业或者在采取可能的应急措施后撤离作业场所。生产经营单位不得因从业人员在前款紧急情况下停止作业或者采取紧急撤离措施而降低其工资、福利等待遇或者解除与其订立的劳动合同。

（5）因生产安全事故受到损害的从业人员，除依法享有工伤保险外，依照有关民事法律尚有获得赔偿的权利的，有权向本单位提出赔偿要求。

（6）从业人员在作业过程中，应当严格遵守本单位的安全生产规章制度和操作制度，服从管理，正确佩戴和使用劳动防护用品。

（7）从业人员应当接受安全生产教育和培训，掌握本职工作所需的安全生产知识，提高安全生产技能，增强事故预防和应急处理能力。

（8）从业人员发现事故隐患或者其他不安全因素，应当立即向现场安全生产管理人员或者本单位负责人报告；接到报告的人员应当及时予以处理。

三、职业卫生相关行政法规

1. 《使用有毒物品作业场所劳动保护条例》

该条例是 2002 年 4 月 30 日国务院第 57 次常务会议通过、以第 352 号国务院令予以公布，2002 年 5 月 12 日起施行。该条例是为了保证作业场所安全使用有毒物品，预防、控制和消除职业中毒危害，保护劳动者的生命安全、身体健康及其相关权益，根据《职业病防治法》和其他有关法律、行政法规规定的，其适用范围是作业场所使用有毒物品可能产生职业中毒危害的劳动保护。

该条例从作业场所的预防措施、劳动过程中的防护、职业健康监护 3 个方面对从事使用有毒物品作业的用人单位提出了安全使用有毒物品，预防、控制和消除职业中毒危害的要求。同时明确了劳动者享有的合理避险权、职业卫生保护权、正式上岗前获取相关资料权、查阅（复印）本人职业健康监护档案权、患职业病的劳动者按照国家有关工伤保险的规定享受工伤保险待遇等九项权利和劳动者应当履行的学习和掌握相关职业卫生知识，遵守有关劳动保护的法律、法规和操作规程，正确使用和维护职业中毒危害防护设施及其用品；发现职业中毒事故隐患时应当及时报告，作业场所出现使用有毒物品产生的危险时，劳动者应当采取必要措施，按照规定正确使用防护设施，将危险加以消除或者减少到最低限度等项义务。

2. 《尘肺病防治条例》

该条例是 1987 年 12 月 3 日国务院以第 105 号令发布。该条例是为保护职工健康，消除粉尘危害，防止发生尘肺病，促进生产发展而制定的。其适用范围是所有有粉尘作业的企业、事业单位。条例从防尘、监测、健康管理等方面对有粉尘作业的企业、事业单位提出了保护职工健康、防治粉尘危害的要求。

3.《危险化学品安全管理条例》

该条例是国务院以第 344 号令公布并于 2002 年 3 月 15 日起施行。该条例旨在加强对危险化学品的安全管理，保障人民生命、财产安全，保护环境。其适用范围包括在中华人民共和国境内生产、经营、储存、运输、使用危险化学品和处置废弃危险化学品的单位。条例从危险化学品的生产储存和使用、危险化学品的经营、危险化学品的运输、危险化学品的登记与事故应急救援几个方面对生产、经营、储存、运输、使用危险化学品和处置废弃危险化学品的单位提出了要求。

四、职业卫生相关部门规章

职业卫生部门规章是指由国务院所属部委在法律规定的范围内，依据职权制定并颁布的有关职业卫生管理的规范性文件。自 1998 年至今，我国职业卫生有关部门规章大约有 13 部（表 1 – 1），其制定与管理部门主要包括国家安全生产监督管理总局、国家卫生和计划生育委员会以及人力资源和社会保障部，其建设方法主要是按照各部委自身职业卫生监管职责所涉及的事项进行制定。

表 1 – 1　我国主要职业卫生部门规章

序号	规章名称	颁布部门	法规文号	颁布时间	目　　的
1	工作场所职业卫生监督管理规定	国家安全生产监督管理总局	国家安全生产监督管理总局令第 47 号	2012 – 04 – 27	加强职业卫生监督管理工作，强化用人单位职业病防治的主体责任，预防、控制职业病危害，保障劳动者健康和相关权益
2	职业病危害项目申报办法	国家安全生产监督管理总局	国家安全生产监督管理总局令第 48 号	2012 – 04 – 27	规范职业病危害项目申报工作，加强职业病危害项目的监督管理
3	用人单位职业健康监护监督管理办法	国家安全生产监督管理总局	国家安全生产监督管理总局令第 49 号	2012 – 04 – 27	规范用人单位的职业健康监护工作，加强职业健康监护的监督管理，保护劳动者健康及其相关权益
4	职业卫生技术服务机构监督管理暂行办法	国家安全生产监督管理总局	国家安全生产监督管理总局令第 50 号	2015 – 05 – 29	加强对职业卫生技术服务机构的监督管理，规范职业卫生技术服务行为

表 1-1（续）

序号	规章名称	颁布部门	法规文号	颁布时间	目 的
5	建设项目职业病防护设施"三同时"监督管理办法	国家安全生产监督管理总局	国家安全生产监督管理总局令第90号	2017-03-09	预防、控制和消除建设项目可能产生的职业病危害，加强和规范建设项目职业病防护设施建设的监督管理
6	煤矿作业场所职业病危害防治规定	国家安全生产监督管理总局	国家安全生产监督管理总局令第73号	2015-02-28	加强煤矿作业场所职业病危害的防治工作，强化煤矿企业职业病危害防治主体责任，预防、控制职业病危害，保护煤矿劳动者健康
7	全国卫生统计工作管理办法	卫生部	卫生部令第3号	1999-02-25	加强全国卫生统计工作的组织和指导，保障卫生统计现代化建设的顺利进行，适应我国卫生改革与发展的需要
8	放射事故管理规定	卫生部	卫生部令第16号	2001-08-26	加强放射事故的管理，及时有效处理放射事故，减轻事故造成的后果
9	国家职业卫生标准管理办法	卫生部	卫生部令第20号	2002-03-28	加强国家职业卫生标准的管理
10	放射工作人员职业健康管理办法	卫生部	卫生部令第55号	2007-06-03	保障放射工作人员的职业健康与安全
11	职业病诊断与鉴定管理办法	卫生部	卫生部令第91号	2013-02-19	规范职业病诊断鉴定工作，加强职业病诊断与鉴定管理
12	工伤职工劳动能力鉴定管理办法	人力资源和社会保障部、国家卫生和计划生育委员会	人社部、卫计委令第21号	2014-02-20	加强劳动能力鉴定管理，规范劳动能力鉴定程序
13	工伤认定办法	人力资源和社会保障部	人社部令第8号	2010-12-31	规范工伤认定程序，依法进行工伤认定，维护当事人的合法权益

第一章 职业卫生法律法规和标准

第二章
职业病防治基本知识

第一节 职业卫生相关概念

人类自开始生产活动以来，就出现了因接触生产环境和劳动过程中有害因素而发生的疾病。追溯国内外历史，最早发现的职业病都与采石开矿和冶炼生产有关。随着工业的兴起和发展，生产环境中使人类产生疾病的有害因素的种类和数量也在不断增加。因此，职业性病伤的发生常与社会经济生产的发展密切相关，随生产方式和生产技术的发展而发展，与社会、经济、科技的进步密切相关。

一、职业卫生

职业卫生的概念是一个发展的概念，在不同时期不同国家随着人们对其含义的理解和职业卫生任务的重点不同而不同。

早先的职业卫生定义：研究劳动条件对劳动者健康的影响，提出改善劳动条件、保护劳动者健康、预防职业病措施的一门科学。

从该定义可以看出职业卫生最早只是保护劳动者本身的健康（生理健康），防止的疾病仅是职业病，手段也单一（改善劳动条件）。

后来随着经济条件的进步，职业卫生的工作目标扩大到"防治职业有关的疾患（包括职业病、职业有关疾病）"。职业卫生的定义又改为"研究劳动条件对劳动者健康的影响，提出改善劳动条件、保护劳动者健康、预防职业有关疾患的措施的一门科学"。

现代职业卫生的定义：以职工的健康在职业活动过程中免受有害因素侵害为目的的工作领域及在法律、技术、设备、组织制度和教育等方面所采取的相应措施。其目的在于保护和促进工人健康、保护环境、促进安全生产和保持社会发展。

现代职业卫生的含义：现代职业卫生的目标不仅仅是针对职业中毒、尘肺和放射病等这些已逐渐得到控制的职业病危害，而是更加关注工作条件对劳动者生理、心理的潜在影响，更加关注亚健康，更加关注环境物质对人类的遗传学效应和对可能诱发肿瘤的危险性，更加关注职业因素对其他急慢性疾病的影响以及与工作有关的疾病。

职业卫生的基本任务是识别、评价和控制工作场所不良的劳动条件，以保护和促进劳动者健康，促进经济发展。其目的在于：提高劳动者生理的、心理的与社会的良好状态；防止工作场所有害因素的产生；提供舒适、安全、健康的工作环境；及早发现与工作有关的疾病。"确保发展能够满足人们目前需要，同时并不降低满足未来几代人的需求的能力"（世界环境与发展委员会，1987）。

二、其他职业卫生名词

1. 职业危害
对从事职业活动的劳动者可能导致的工作有关疾病、职业病和伤害。

2. 职业性有害因素
又称职业病危害因素，在职业活动中产生和（或）存在的、可能对职业人群健康、安全和作业能力造成不良影响的因素或条件，包括化学、物理、生物等因素。

3. 职业病
企业、事业单位和个体经济组织的劳动者在职业活动中，因接触粉尘、放射性物质和其他有毒、有害物质等因素而引起的疾病。

4. 职业禁忌证
劳动者从事特定职业或者接触特定职业性有害因素时，比一般职业人群更易于遭受职业危害和罹患职业病或者可能导致原有自身疾病病情加重，或者在从事作业过程中诱发可能导致对劳动者生命健康构成危险的疾病的个人特殊生理或者病理状态。

5. 工作有关疾病
是与多因素相关的疾病，在职业活动中，由于职业性有害因素等多种因素的作用，导致劳动者罹患某种疾病、潜在疾病显露或原有疾病加重。

6. 工作地点

劳动者从事职业活动或进行生产管理而经常或定时停留的岗位和作业地点。

7. 总粉尘

可进入整个呼吸道（鼻、咽、喉、胸腔支气管、细支气管和肺泡）的粉尘，简称总尘。技术上系用总粉尘采样器按标准方法在呼吸带测得的所有粉尘。

8. 呼吸性粉尘

按呼吸性粉尘标准测定方法所采集的可进入肺泡的粉尘粒子，其空气动力学直径均在 7.07 μm 以下，空气动力学直径 5 μm 粉尘粒子的采样效率为50%，简称"呼尘"。

第二节　职业病概念及分类

一、广义职业病

广义职业病，就是不仅限于是劳动者在职业活动中，因接触粉尘、放射性物质和其他有毒、有害物质等因素而引起的疾病，还包括将一些与工作有关，受职业有害因素损害的职业多发病纳入调整范围；还有学者认为，不仅要考虑物质因素引起的职业病，而且还应当考虑一些非物质因素引起的职业性疾病。

二、法定职业病

2016 年 7 月 2 日修正的《职业病防治法》中，职业病是指企业、事业单位和个体经济组织等用人单位的劳动者在职业活动中，因接触粉尘、放射性物质和其他有毒、有害因素而引起的疾病。

2013 年 12 月 23 日，国家卫生计生委、人力资源社会保障部、国家安全监管总局、全国总工会 4 部门联合印发了《职业病分类和目录》，将职业病分为职业性尘肺病及其他呼吸系统疾病、职业性皮肤病、职业性眼病、职业性耳鼻喉口腔疾病、职业性化学中毒、物理因素所致职业病、职业性放射性疾病、职业性传染病、职业性肿瘤、其他职业病，共计 10 类 132 种，即国家所规定的"法定职业病"。

三、职业病分类和目录

法定职业病共计 10 类 132 种，详细分类如下：

（1）职业性尘肺病及其他呼吸系统疾病。

① 尘肺病：13 种（矽肺、煤工尘肺、石墨尘肺、炭黑尘肺、石棉肺、滑石尘肺、水泥尘肺、云母尘肺、陶工尘肺、铝尘肺、电焊工尘肺、铸工尘肺、根据《尘肺病诊断标准》和《尘肺病理诊断标准》可以诊断的其他尘肺病）。

② 其他呼吸系统疾病：6 种［过敏性肺炎、棉尘病、哮喘、金属及其化合物粉尘肺沉着病（锡、铁、锑、钡及其化合物等）、刺激性化学物所致慢性阻塞性肺疾病、硬金属肺病］。

（2）职业性皮肤病：9 种（接触性皮炎、光接触性皮炎、电光性皮炎、黑变病、痤疮、溃疡、化学性皮肤灼伤、白斑、根据《职业性皮肤病的诊断总则》可以诊断的其他职业性皮肤病）。

（3）职业性眼病：3 种［化学性眼部灼伤、电光性眼炎、白内障（含放射性白内障、三硝基甲苯白内障）］。

（4）职业性耳鼻喉口腔疾病：4 种（噪声聋、铬鼻病、牙酸蚀病、爆震聋）。

（5）职业性化学中毒：60 种［铅及其化合物中毒（不包括四乙基铅），汞及其化合物中毒，锰及其化合物中毒，镉及其化合物中毒，铍病，铊及其化合物中毒，钡及其化合物中毒，钒及其化合物中毒，磷及其化合物中毒，砷及其化合物中毒，铀及其化合物中毒，砷化氢中毒，氯气中毒，二氧化硫中毒，光气中毒，氨中毒，偏二甲基肼中毒，氮氧化合物中毒，一氧化碳中毒，二硫化碳中毒，硫化氢中毒，磷化氢、磷化锌、磷化铝中毒，氟及其无机化合物中毒，氰及腈类化合物中毒，四乙基铅中毒，有机锡中毒，羰基镍中毒，苯中毒，甲苯中毒，二甲苯中毒，正己烷中毒，汽油中毒，一甲胺中毒，有机氟聚合物单体及其热裂解物中毒，二氯乙烷中毒，四氯化碳中毒，氯乙烯中毒，三氯乙烯中毒，氯丙烯中毒，氯丁二烯中毒，苯的氨基及硝基化合物（不包括三硝基甲苯）中毒，三硝基甲苯中毒，甲醇中毒，酚中毒，五氯酚（钠）中毒，甲醛中毒，硫酸二甲酯中毒，丙烯酰胺中毒，二甲基甲酰胺中毒，有机磷中毒，氨基甲酸酯类中毒，杀虫脒中毒，溴甲烷中毒，拟除虫菊酯类中毒，铟及其化合物中毒，溴丙烷中毒，碘甲烷中毒，氯乙酸中毒，环氧乙烷中毒，上述条目未提及的与职业有害因素接触之间存在直接因果联系的其他化学中毒]。

（6）物理因素所致职业病：7 种［中暑、减压病、高原病、航空病、手臂振动病、激光所致眼（角膜、晶状体、视网膜）损伤、冻伤］。

（7）职业性放射性疾病：11 种［外照射急性放射病、外照射亚急性放射病、外照射慢性放射病、内照射放射病、放射性皮肤疾病、放射性肿瘤（含矿工高氡暴露所致肺癌）、放射性骨损伤、放射性甲状腺疾病、放射性性腺疾病、放射复合伤、根据《职业性放射性疾病诊断标准（总则)》可以诊断的其他放射性损伤］。

（8）职业性传染病：5 种［炭疽、森林脑炎、布鲁氏菌病、艾滋病（限于医疗卫生人员及人民警察)、莱姆病］。

（9）职业性肿瘤：11 种（石棉所致肺癌、间皮瘤，联苯胺所致膀胱癌，苯所致白血病，氯甲醚、双氯甲醚所致肺癌，砷及其化合物所致肺癌、皮肤癌，氯乙烯所致肝血管肉瘤，焦炉逸散物所致肺癌，六价铬化合物所致肺癌，毛沸石所致肺癌、胸膜间皮瘤，煤焦油、煤焦油沥青、石油沥青所致皮肤癌，β－萘胺所致膀胱癌）。

（10）其他职业病：3 种［金属烟热，滑囊炎（限于井下工人），股静脉血栓综合征、股动脉闭塞症或淋巴管闭塞症（限于刮研作业人员）］。

第三节　职业病危害因素及分类

职业卫生工作包含的内容很多，主要有：

（1）工作环境监测，以判定和评价工作环境及工作过程中影响工人健康的危害因素的种类、性质和浓（强）度。

（2）作业者健康监护，包括就业前健康检查、定期检查、更换工作前检查、脱离工作时检查、病伤休假后复工前检查和意外事故接触者检查等。

（3）高危和易感人群的随访观察。

（4）收集、发布、上报、传播有关职业病危害的判别和评价资料，包括工作环境监测、作业者健康监护和意外事故的数据。

（5）工作场所急救设备的配置和应急救援组织的建立。

（6）安全卫生措施，包括工程技术控制和安全卫生操作规程。

（7）估测和评价因职业病和工伤造成的人力与经济损失，为调配劳动力资源提供依据；编制职业卫生与安全所需经费预算，并向有关管理部门提供。

（8）健康教育和健康促进。

（9）与作业者健康有关的其他初级卫生保健服务，如预防接种、公共卫生教育等。

（10）职业卫生标准的制订和修订，职业健康质量保证体系、职业卫生管理体系及检验和服务机构的资质认证和管理。

职业卫生研究的内容很多，但与企业密切相关的、也是最主要的就是前期预防，即作业场所的职业病危害控制，包括职业病危害因素识别、职业病危害检测与评价和职业病危害控制。

一、职业病危害因素分类

工作环境中的健康危害通常经调查进行识别，即判断作业场所是否存在职业病危害因素，这是职业卫生的首要和基本步骤。职业病危害因素包括：职业活动中存在的各种有害的化学、物理、生物因素，以及在作业过程中产生的其他职业性有害因素。

在生产环境中存在的各种可能危害职业人群健康和影响劳动能力的不良因素统称为职业性有害因素。按其来源可分为三大类。

1. 生产过程中产生的有害因素

1）化学因素

化学因素指在生产中接触到的原料、中间产品、成品，以及生产过程中废气、废水、废渣散发的化学毒物。化学性毒物以粉尘、烟尘、雾、蒸气或气体的形态散布于车间空气中，主要经呼吸道进入体内，还可以经皮肤、消化道进入体内。

常见的化学性有害因素包括生产性毒物和生产性粉尘。生产性毒物主要包括：金属及类金属，如铅、汞、砷、锰等；有机溶剂，如苯及苯系物、二氯乙烷、正己烷、二硫化碳等；刺激性气体，如氯、氨、氮氧化物、光气、氟化氢、二氧化硫等；窒息性气体，如一氧化碳、硫化氢、氰化氢、甲烷等；苯的氨基和硝基化合物，如苯胺、硝基苯、三硝基甲苯、联苯胺等；高分子化合物，如氯乙烯、氯丁二烯、丙烯腈、二异氰酸甲苯酯及含氟塑料等；农药，如有机磷农药、有机氯农药、拟除虫菊酯类农药等。生产性粉尘主要有矽尘、煤尘、石棉尘、水泥尘及各种有机粉尘等。

2）物理因素

物理因素是生产环境中的构成要素。不良的物理因素，如异常气象条件（如高温、高湿、低温、高气压、低气压）、噪声、振动、非电离辐射（如可见光、紫外线、红外线、射频辐射、激光等）、电离辐射（如 X 射线、γ 射线等）等可对人体产生危害。另外，减压过程所造成的机械压迫和血管内空气栓塞会引起组织病理变化导致减压病。

3）生物因素

生物因素指生产原料和作业环境中存在的致病微生物或寄生虫，如炭疽杆菌、真菌孢子（吸入霉变草粉尘所致的外源性过敏性肺泡炎）、森林脑炎病毒，以及生物病原物对医务卫生人员的职业性传染等。

2. 劳动过程中的有害因素

劳动过程是指生产中劳动者为完成某项生产任务的各种操作的总和，主要涉及劳动强度、劳动组织及其方式等。这一过程产生的影响健康的有害因素包括：

（1）不合理的劳动组织和制度、不合理的劳动作息制度等。

（2）精神（心理）性职业紧张，如机动车驾驶。

（3）劳动强度过大或生产定额不当，如安排的作业与生理状况不相适应等。

（4）个别器官或系统过度紧张，如视力紧张、发音器官过度紧张等。

（5）长时间处于不良体位、姿势或使用不合理的工具等。

（6）不良的生活方式，如吸烟或过量饮酒；缺乏体育锻炼；个人缺乏健康和预防的观念，违反安全操作规范和忽视自我保健。

3. 生产环境中的有害因素

生产环境是指劳动者操作、观察、管理生产活动所处的外环境，涉及作业场所建筑布局、卫生防护、安全条件和设施有关的因素。常见的生产环境中的有害因素包括：

（1）自然环境中的因素，如炎热季节的太阳辐射、高原环境的低气压、深井的高温高湿等。

（2）厂房建筑或布局不合理、不符合职业卫生标准，如通风不良、采光照明不足、有毒与无毒工段安排在一个车间等。

（3）由不合理生产过程或不当管理所致的环境污染。

在实际生产场所和过程中，往往同时存在多种有害因素，对职业人群的健康产生联合作用，加剧了对劳动者的健康损害程度。

二、职业病危害因素的识别方法

在职业卫生工作中，通过工程分析、类比调查、工作场所监测、职业流行病学调查以及实验室研究等方法，把建设项目或工作场所中职业病危害因素甄别出来的过程叫作职业病危害因素识别。其目的在于辨识职业病危害因素的种类、来源、存在形式、存在浓度（强度）、危害程度等，为职业病危害监测与评价、劳动者健康监护以及研究应采取的职业卫生防护控制措施等提供重要依据。

同时，职业病危害因素的识别能力也是考核职业卫生工作者综合技术素质的重要指标，是职业卫生工作者必须具备的基本功。

职业病危害因素的基本识别方法有：

（1）作业场所特征分析：根据劳动者人数、设备布局、生产工艺、防护设施、原材料成分等。

（2）接触方式分析：呼吸道、皮肤、消化道。

（3）危害定性：流行病学、毒理、环境检测等。

（4）健康危害分析：健康监护。

职业病危害因素识别的常用方法有：

（1）经验法，根据以往的工作经验和原有的资料积累。

（2）类比法，参考同类工艺、同类企业等条件相同的企业。

（3）工艺过程等综合分析，鉴别有害物质和有害物质的来源需要广博的知识，需要对工作过程、操作工序、原材料、使用或生产的化学物质、最终成品或副产物等进行认真研究。

（4）参考国际信息，来源包括国际化学物质安全规划署（IPCS）、国际癌症研究机构（LARC）、联合国际环境署的国际潜在有毒化学物质登记手册（UNEP – IRPTC）。

三、职业病危害因素检测的概念及分类

1. 职业病危害因素检测的概念

职业病危害因素检测是职业病防治工作中的一项重要内容。主要是利用采

样设备和检测仪器，依照《职业病防治法》和国家职业卫生标准的要求，对生产过程中产生的职业病危害因素进行识别、检测与鉴定，掌握工作场所中职业病危害因素的性质、浓度或强度及时空分布情况，评价工作场所作业环境和劳动条件是否符合职业卫生标准的要求，为制定卫生防护对策和措施、改善不良劳动条件、预防及控制职业病、保障劳动者健康提供基础数据和科学依据。

2. 职业病危害因素检测分类

1）按检测目的分类

（1）评价检测：适用于建设项目职业病危害因素预评价、建设项目职业病危害因素控制效果评价和职业病危害因素现状评价等。连续采样 3 个工作日，其中应包括空气中有害物质浓度最高的工作日。

（2）日常检测：适用于对工作场所空气中有害物质浓度进行日常的定期检测。应选定有代表性的采样点，在空气中有害物质浓度最高的工作日采样 1 个工作班。

（3）监督检测：适用于职业卫生监管部门对用人单位进行监督时，对工作场所空气中有害物质浓度进行的检测。

（4）事故性检测：适用于对工作场所发生职业病危害事故时，进行的紧急采样检测。检测至空气中有害物质浓度低于短时间接触容许浓度或最高容许浓度为止。

2）按检测方法和仪器类型分类

（1）现场检测：指利用便携直读式仪器设备在工作场所进行实时检测、快速给出检测结果，适用于对工作场所的职业卫生状况作出迅速判断。例如，事故检测、高毒物质工作场所的日常监测等。常用方法有检气管（气体检测管）法、便携式气体分析仪测定法、物理因素的现场测量等。

① 检气管法：将浸渍过化学试剂的固体吸附剂制成指示剂，装在玻璃管内，当空气通过时，有害物质与化学试剂反应而引起固体吸附剂变色，根据颜色深浅或变色柱的长度，与事先制备好的标准色板或浓度标尺比较后，即时作出定性或定量的检测。利用检气管可对 100 多种有机物和无机物进行检测，如苯、甲苯、丙酮、氯乙烯、CO、CO_2、SO_2、H_2S、HCl、O_3、NO_2、NH_3、HCN、Cl_2 等。

② 便携式气体分析仪测定法：指采用以红外线、半导体、电化学、色谱分析、激光等检测原理制成的便携式直读仪器在工作现场进行的快速检测。

③ 物理因素的现场测量：物理因素的测量均采用便携式仪器设备现场即时直读的方式进行。工作场所物理因素的现场测量项目主要包括噪声、高温、照度、振动、射频辐射、紫外线、激光等。

（2）实验室检测：指在现场采样后，将样品送回实验室，利用实验室分析仪器进行测定分析的方法，是目前工作场所空气中化学物质检测最常用的检测方法。

实验室检测的常用方法有：①称量法，主要用于粉尘的测定；②光谱法，广泛用于金属及其化合物、非金属无机化合物以及部分有机物的测定，如紫外可见分光光度法、原子吸收光谱法等；③色谱法，主要用于有机化合物和非金属无机离子的测定，如气相色谱法、液相色谱法、离子色谱法等。

用于实验室检测的分析仪器主要有：分析天平、相差显微镜、紫外可见分光光度计、原子吸收光谱仪（火焰和石墨炉）、原子荧光光谱仪、等离子发射光谱仪、红外光谱仪、气相色谱仪、气相色谱质谱联用仪、离子色谱仪、液相色谱仪等。

3）按检测方法和样品类型分类

按检测方法和样品类型不同分为工作场所物理因素测量、有害物质的空气检测以及生物检测等。

物理因素测量即工作场所中存在的噪声、高温、振动、工频、高频等的检测；有害物质的空气检测主要指作业场所空气中采集的粉尘及化学毒物的检测；生物检测是指对人体的血、尿、毛发等生物样品的检测。

目前我国工作场所的职业卫生检测主要以有害物质的空气检测和物理因素测量为主。

四、职业病危害的评价

1. 职业病危害评价方法

根据职业病危害因素现场检测结果，结合职业病防护设施、个体防护、职业健康监护结果等，与国家标准比较，进行综合评价，评价作业场所是否符合国家相关法律法规的要求。职业病危害因素评价包括接触评价和危害评价两方面内容。

（1）接触评价：包括接触量和频率以及时间的长短。运用的手段有监测、定期检测、抽检、实时检测、参照相关职业卫生标准。

（2）危害评价：主要通过健康监护的方法及时发现职业损害。

2. 职业病危害评价卫生标准

职业卫生学专家对作业场所进行初查，仔细检查实际操作和实际工作情况，根据监测结果，与职业卫生标准比较，确定潜在的职业病危害重点，划分危害等级，判断接触途径，估算接触时间和频率，对劳动者接触职业病危害程度及作业环境进行评价。

职业卫生标准中的几个概念含义如下：

（1）职业接触限值（Occupational Exposure Limit，OEL）：职业性有害因素的接触限量标准，指劳动者在职业活动中长期反复接触对机体不引起急性或慢性健康影响的容许浓度。化学因素的职业接触限值可分为最高容许浓度、时间加权平均容许浓度和短时间接触容许浓度三类。

（2）最高容许浓度（Maximum Allowable Concentration，MAC）：主要是针对具有明显刺激、窒息或中枢神经系统抑制作用，可导致严重急性损害的化学物质而制定的不应超过的最高容许接触限值，即任何情况都不容许超过的限值。最高容许浓度的检测应在了解生产工艺过程的基础上，根据不同工种和操作地点采集能够代表最高瞬间浓度的空气样品再进行检测。其采样方法为短时间大流量的采样测定技术。

众所周知，工作场所尘毒物质的浓度在不同地点和时间波动很大，可相差几倍、几十倍甚至更多。因此，这种短时间、大流量一次采样的代表性是靠不住的，不足以评价工人实际的接触情况。

（3）时间加权平均容许浓度（Permissible Concentration – Time Weighted Average，PC – TWA）：指以时间为权数规定的 8 h 工作日的平均容许接触水平。

在技术上多采用长时间、低流量的个体采样器在工作班内连续采样，它反映了工人的实际接触水平。

PC – TWA 既然是工作班内的时间加权平均浓度，应该允许环境中有害物质浓度上下波动，只要总值不超过 TWA。因此，还规定了所谓短时间接触限值（Short – Time Exposure Limit，STEL）。

（4）短时间接触容许浓度（Permissible Concentration – Short Term Exposure Limit，PC – STEL）：指一个工作日内，任何一次接触不得超过的 15 min 时间加权平均的容许接触水平。即有害物质在不超出 PC – TWA 的前提下，允许其短时间环境浓度向上移动的限值（PC – STEL）。显然，PC – STEL 不是独立的限值单位，而是 PC – TWA 的补充。

（5）超限倍数：对未制定 PC – STEL 的化学物质和粉尘，采用超限倍数控制其短时间接触水平的过高波动。超限倍数是用来控制粉尘和未设定 PC – STEL 的化学物质过高地超过 PC – TWA 的波动幅度。在符合 PC – TWA 的前提下，化学物质的超限倍数视 PC – TWA 限值的大小可以是 PC – TWA 的 1.5 ~ 3 倍；粉尘的超限倍数是 PC – TWA 的 2 倍。当短时间接触浓度超过 PC – TWA，达到 PC – STEL 水平时，一次持续接触时间不应超过 15 min，每个工作日接触次数不应超过 4 次，相继接触的间隔时间不应短于 60 min。时间加权平均容许浓度与超限倍数的关系见表 2 – 1。

表 2 – 1　时间加权平均容许浓度与超限倍数的关系

PC – TWA/(mg · m^{-3})	超限倍数	PC – TWA/(mg · m^{-3})	超限倍数
<1	3	~100	2.0
~10	2.5	>100	1.5

五、职业病危害的预防与控制

无论是对危害的识别，还是对它的评价，两者本身都不能防止职业病危害的发生及其对健康的影响。因此，职业卫生的最终目标是控制工作环境中的健康危害，促进预防措施的实施，让人群拥有健康、安全和满意的职业场所。职业病危害的控制措施包括如下三点。

1. 工程措施

工程措施通常是指改进机械控制装置，以及消除或减少有害物质的使用、生产或释放等技术措施。当无法消除污染源时，应采取下列措施来防止或减少有害物质扩散到作业环境中去：封装有害物质，尽快将有害物质远离工作场所，切断有害物质的扩散途径；降低有害物质的浓度或强度。

其他工程措施有：合理设计厂房；稀释或通风换气；有效管理材料并合理储存；标签和警示标志也有助于工人工作在安全环境中。

2. 管理控制

管理控制涉及工人在完成本职工作过程中的一些变化。例如，改变在接触有害因素的场所工作的时间、改变工作方式，以及改善工作姿势以减少接触。管理控制可提高干预措施的效果，同时也存在以下不足：

（1）虽然工人轮岗制可减少工作日内总的平均接触量，但它会对大批工人造成高浓度短时间的接触。正如我们已知的许多物质毒性和作用方式，短期高峰接触比长时间平均接触危害更大。

（2）工作方式的改变会给工人带来很大的强迫性，同时给监测工作带来了新问题，例如如何实施和检验新工作方式、效果如何等。

3. 个体防护

1）个体防护用品

在考虑使用个体防护用品之前，首先应当仔细考虑其他可能的控制措施，因为在常规的接触控制中个体防护是最令人不舒适的一种方式，尤其是对大气污染物的控制。

2）教育、培训、个人卫生

无论最终选择什么干预措施，都必须采用培训和告知等形式，以保证工人了解预防措施及其选择目的、预期污染降低的效果及工人在其中的作用。没有工人的参与和理解，预防措施会失败或至少会使效果降低。

第四节　职业病特点

当职业病危害因素作用于人体的强度与时间超过一定的限度时，人体不能代偿其所造成的功能性或器质性病理的改变，从而出现相应的临床症状，影响劳动能力。这类疾病在医学上统称为职业病，即职业病危害因素所引起的特定疾病（与国家法定职业病有所区别）。

一、职业病发病条件

人体直接或间接接触职业性有害因素时，不一定都发生职业病，职业病的发病取决于如下3个主要条件：

（1）有害因素的性质。有害因素在作业环境中的特性决定了职业人群是否发生职业健康损害以及损害的严重程度。主要涉及职业性有害因素的基本结构和理化性质。

（2）有害因素的浓度和强度。除了生物因素进入人体的量还无法估计外，物理和化学因素对人的损害都与量或强度有关，故在确诊大多数职业病时必须要有量（作用浓度或强度）的估计。

（3）个体的健康状况。尽管职业性有害因素导致机体损害的剂量（或强度）－效应关系是一个普遍规律，但是从业人员的个体差异导致在同一作业环境中机体损害程度不同差异较大。在同一作业环境中，空气中化学物浓度水平相似的情况下，一部分人容易发生中毒，另一部分人可能不发生中毒。

二、职业病发病的 5 个特点

从诱发职业病的主要条件来看，职业病具有下列 5 个特点：

（1）病因有特异性。只有在接触职业性有害因素后才可能患职业病。在诊断职业病时必须有职业史、职业性有害因素接触的调查，并且现场调查的证据均可明确具体接触的职业性有害因素。在控制这些因素接触后可以降低职业病的发生和发展。

（2）病因大多可以检测。通过对职业性有害因素的接触评估，由于职业因素明确，可通过检测评价工人的接触水平，而发生的健康损害一般与接触水平有关，并且在一定范围内判定存在剂量－反应关系。

（3）不同接触人群的发病特征不同。在不同职业性有害因素的接触人群中，常有不同的发病集丛（cluster）；由于接触情况和个体差异不同，造成不同接触人群的发病特征不同。

（4）早期诊断，合理处理，预后较好。但仅治疗病人，无助于保护仍在接触人群的健康。

（5）大多数职业病目前尚缺乏特效治疗，应加强保护人群健康的预防措施。如矽肺患者的肺组织纤维化现在仍是不可逆转的。因此，只有采取有效的防尘措施、依法实施卫生监督管理、加强个人防护和健康教育，才能减少、消除矽肺的发生和发展。

三、法定职业病

由于社会保障的需要，每个国家根据各自的具体情况，由国家和政府部门以法律法规形式规定了职业病范围，称为法定职业病，经确诊后，则享有政府规定的劳保待遇，即狭义的职业病。

法定职业病的条件：第一，在职业活动中接触职业病危害因素而引起；第二，列入国家规定的职业病范围；第三，用人单位和劳动者要形成劳动关系，个体劳动不纳入职业病管理的范围。

因此，有些人提出的从事视屏作业引起的视力下降，或者职业压力过大造成的心理紧张则不属于法定职业病的范畴。有的人虽然患有职业病目录中的疾病，如白血病、肺癌等，但不是在职业活动中引起的，也不属于法定职业病范畴。

第五节　我国职业病防治工作三级预防原则

《职业病防治法》第一章总则第三条中指出，职业病防治工作坚持预防为主、防治结合的方针，建立用人单位负责、行政机关监管、行业自律、职工参与和社会监督的机制，实行分类管理、综合治理。应按三级预防措施加以控制，以保护和促进职业人群的健康。

第一级预防又称病因预防，是从根本上消除或控制职业性有害因素对人的作用和损害，即改进生产工艺和生产设备，合理利用防护设施及个人职业病防护用品，以减少或消除工人接触的机会。主要有如下几个方面：①改进生产工艺和生产设备，使其符合我国工业企业设计卫生标准，如1979年颁布了《工业企业设计卫生标准》，含111项毒物及9项粉尘最高允许浓度和噪声等物理因素的卫生标准。②职业卫生立法和有关标准、法规制定，如2007年经更新、修订，颁布了《工作场所有害因素职业接触限值　第1部分：化学有害因素》（GBZ 2.1—2007）和《工作场所有害因素职业接触限值　第2部分：物理因素》（GBZ 2.2—2007）等。③个人职业病防护用品的合理使用和职业禁忌证的筛检，如生产性粉尘所导致的尘肺可以戴口罩；对高危职业人群，可依据《职业健康监护技术规范》（GBZ 188—2014）对职业禁忌证进行筛检，凡有职业禁忌证者禁止从事相关的工作。④控制已明确能增加发病危险的社会经济、健康行为和生活方式等个体危险因素，如禁烟可预防多种慢性病、职业病或肿瘤。

第二级预防又称发病预防，是早期检测和诊断人体受到职业性有害因素所致的健康损害。尽管第一级预防措施是理想的方法，但所需费用较大，在现有的技术条件下有时难以完全达到理想效果，仍然可出现不同健康损害的人群，因此第二级预防也是十分必要的。其主要手段是定期进行职业性有害因素的监测和对接触者进行定期体格检查，以早期发现病损并作出诊断，特别是早期健康损害的发现，及时进行预防、处理。定期体格检查的间隔期可根据下列原则确定：①疾病的发病时间和严重程度；②接触职业性有害因素的浓度、强度或时间；③接触人群的易感性。体格检查项目应鼓励常规检查并结合特异、敏感的检测指标。肺通气功能的检查或 X 射线肺部摄片常用作对接触粉尘作业者的功能性和病理性改变的指标；微核率可以用于接触如放射线、多环芳烃等职业性致癌因素的早期检测等；其他如心电图、脑电图、神经传导速度和听力检查等均可作为早期的检查方法。

第三级预防是指在患病以后，给予积极治疗和促进康复的措施。第三级预防措施主要包括：①对已有健康损害的接触者应调离原工作岗位，并结合合理的治疗；②根据接触者受到健康损害的原因，对生产环境和工艺过程进行改进，既治疗病人，又加强一级预防；③促进患者康复，预防并发症的发生和发展。除极少数职业中毒有特殊的解毒治疗方法外，大多数职业病病人主要依据受损的靶器官或系统采用临床治疗方法，给予对症治疗。特别对接触粉尘所致肺纤维化，目前尚无特效方法治疗。

三级预防体系相辅相成、浑然一体。第一级预防针对整个人群，是最重要的，第二级预防和第三级预防是第一级预防的延伸和补充。全面贯彻和落实三级预防措施，做到源头预防、早期检测、早期处理、促进康复、预防并发症、改善生活质量，构成职业卫生与职业医学的完整体系。

第六节　职业病诊断与报告

一、职业病的诊断

1. 职业病诊断机构

根据《职业病防治法》第四十四条、《职业病诊断与鉴定管理办法》第十九条的规定，劳动者可以选择用人单位所在地或本人居住地的职业病诊断机构进行诊断。此处的"居住地"是指劳动者的经常居住地。此处的"诊断机构"是指省级卫生行政部门批准的、具有职业病诊断条件并拥有一定数量的从事职业病诊断资格医师的医疗卫生机构。

根据《卫生部关于对异地职业病诊断有关问题的批复》，在尘肺病诊断中

第二章　职业病防治基本知识

涉及晋级诊断的，原则上应当在原诊断机构进行诊断。对职业病诊断结论不服的，应当按照《职业病诊断与鉴定管理办法》申请鉴定，而不宜寻求其他机构再次诊断。

需要指出的是，如果劳动者没有依照有关规定确定诊断机构，所做的职业病诊断无效，卫生行政部门将依照《职业病防治法》的有关规定进行处理。

2. 职业病诊断人员

法律规定：《职业病防治法》第四十六条第三款，"承担职业病诊断的医疗卫生机构在进行职业病诊断时，应当组织三名以上取得职业病诊断资格的执业医师集体诊断。"

部门规章：《职业病诊断与鉴定管理办法》第十六条，"从事职业病诊断的医师应当具备一定的条件，并取得省级卫生行政部门颁发的资格证书。"

3. 职业病诊断的原则

职业病诊断有明确的实施办法和具体的诊断细则。需要由上级单位认定的诊断小组执行，集体诊断能减少误诊漏诊。

职业病的诊断原则如下：

（1）职业史：这是职业病诊断的重要前提。应详细询问患者的职业史，包括现职工种、工龄、接触职业性有害因素的种类、生产工艺、操作方法、防护措施；既往工作经历，包括部队服役史、再就业史、兼职史等，以初步判断患者接触职业性有害因素的可能性和严重程度。

（2）现场调查：这是诊断职业病的重要依据。应深入作业现场，进一步了解患者所在岗位的生产工艺过程、劳动过程、职业性有害因素的强度、预防措施；同一或相似接触条件下的其他作业人员有无类似发病情况等，进一步判断患者在该条件下，引起职业病的可能性。

（3）症状与体征：职业病的临床表现复杂多样，同一职业性有害因素在不同致病条件下可导致性质与程度截然不同的临床表现；不同职业性有害因素又可引起同一症状或体征；非职业因素也可导致与职业因素损害完全相同或相似的临床症状和体征。因此，在临床资料收集与分析时既要注意不同职业病的共同点，又要考虑各种特殊的和非典型的临床表现；不仅要排除其他职业性有害因素所致的类似疾病，还要考虑职业病与非职业病的鉴别诊断。

（4）实验室检查：对职业病的诊断具有重要意义，主要包括接触指标和效应指标；如铅作业工人的尿铅、血铅、尿酚、尿甲基马尿酸可作为铅的暴露标志物。

上述各项诊断原则，要全面、综合分析，才能作出切合实际的诊断。对有些暂时不能明确诊断的患者，应先作对症处理、动态观察、逐步深化认识，再作出正确的诊断，否则可能引起误诊、误治，如将铅中毒所致急性腹绞痛误诊为急性阑尾炎而行阑尾切除术等。导致误诊、误治的原因很多，主要是供诊断分析用的资料不全，尤其是忽视职业史及现场调查资料的收集。

4. 职业病诊断程序

（1）劳动者可以选择用人单位所在地或本人居住地的职业病诊断机构进行诊断。

（2）申请职业病诊断时应当提供以下材料：职业史、既往史；职业健康监护档案复印件；职业健康检查结果；工作场所历年职业病危害因素检测、评价资料；诊断机构要求提供的其他必需的有关材料。

用人单位和有关机构应当按照职业病诊断机构的要求如实提供必要的资料。

没有职业病危害接触史或者健康检查没有发现异常的，诊断机构可以不予受理。

（3）职业病诊断机构在进行职业病诊断时，应当组织三名以上取得职业病诊断资格的执业医师进行集体诊断。

（4）确诊为职业病的患者，用人单位应当按照职业病诊断证明书上注明的复查时间安排复查。

（5）职业病诊断的费用由用人单位承担。

二、职业病的报告

1. 职业病报告责任主体

用人单位；接诊急性职业病的综合医疗卫生机构；承担职业病诊断的医疗卫生机构。

2. 报告时限要求

三人以上急性职业中毒或发生死亡的急性职业病应立即电话报告；发生三人以下的急性职业病应在 12～24 h 内电话报告或以职业病报告卡的形式报告；非急性职业病如尘肺病、慢性职业中毒和其他慢性职业病以及尘肺病死亡患者应在十五日内报告，分别填报尘肺病报告卡和职业病报告卡。

3. 报告负责部门

地方各级卫生行政主管部门指定的劳动卫生职业病防治机构、疾病预防控制机构或卫生监督机构负责职业病报告工作，并指定专职人员或兼职人员负责。

三、职业病患者的权益与保护

《职业病防治法》规定职业病病人依法享受国家规定的职业病待遇。用人单位应当按照国家有关规定，安排职业病病人进行治疗、康复和定期检查；用人单位对不适宜继续从事原工作的职业病病人，应当调离原岗位，并妥善安置；用人单位对从事接触职业病危害作业的劳动者，应当给予适当岗位津贴。

职业病病人的诊疗、康复费用，伤残以及丧失劳动能力的职业病病人的社会保障，按照国家有关工伤保险的规定执行。劳动者被诊断患有职业病，但用人单位没有依法参加工伤保险的，其医疗和生活保障由该用人单位承担。

在工伤医保目录范围内，职业病免费进行治疗，生活不能自理或经伤残鉴定需护理的，由工伤基金支付。经过伤残能力鉴定后，按照国家相应待遇执行。

第三章
冶金企业职业卫生管理制度

第一节　职业病危害警示与告知制度

对企业作业环境、物料及设备设施产生的粉尘、毒物、噪声、高温等职业病危害因素，应将这些职业病危害因素种类、理化性质、危害后果、防护措施等内容在签订合同时向员工如实进行告知，以便员工充分了解工作场所（地点）中产生或者可能产生的职业病危害因素、危害后果和应当采取的防护措施，这也是员工应当享有的职业卫生保护权利。

在与员工订立劳动合同时，必须履行职业病危害告知义务，以保证员工职业病危害的知情权，并且应当在合同上以书面形式如实告知员工，不得隐瞒或者欺骗。劳动合同中需要明确的职业病危害告知内容包括：

（1）作业过程中可能接触的职业病危害因素种类、理化性质、危害程度及危害后果。

（2）针对岗位可以提供的职业病防护设施和个人职业病防护用品。

（3）工资待遇、岗位津贴和工伤保险待遇。

员工在已订立劳动合同期间因工作岗位或者工作内容变更，从事与所订立劳动合同中未告知的存在职业病危害的作业时，企业应当如实向员工说明情况，并重新向员工履行如实告知的义务，共同协商变更原劳动合同相关条款。在企业未履行告知义务的前提下，员工有权拒绝从事存在职业病危害的作业，企业不得因此解除与员工所订立的劳动合同。

企业发包具有职业病危害的施工项目时，应将工作场所存在的粉尘、噪声、高温等职业病危害强度或浓度、分布状况以及相关的防护要求以书面形式告知承包方，并要求承包方采取通风、除尘、消声、防暑、隔离等防护设施或配备个人职业病防护用品，以达到防护条件。若承包方达不到相应条件，则不能发包给其项目。企业必须将劳务派遣工的职业健康监护纳入本单位的职业健康监护管理中。

工作场所（地点）是员工接触职业病危害最直接、最频繁的地点。企业工作场所（地点）中存在粉尘、毒物、噪声、高温、电离辐射以及有毒有害物质等职业病危害因素。因此，企业应当按照《工作场所职业病危害警示标识管理规范》的要求，参照《工作场所职业病危害警示标识》（GBZ 158—2003），结合企业存在职业病危害因素的实际情况设置职业病危害警示标识和职业病危害告知卡。

冶金行业存在的化学毒物复杂、多样，根据《高毒物品目录》（卫法监发〔2003〕142 号）的规定，存在《高毒物品目录》中的化学毒物的工作场所应当在醒目位置设置职业病危害告知卡，告知卡应当载明高毒物品的名称、理化特性、健康危害、防护措施及应急处理等告知内容与警示标识。一氧化碳和苯的职业病危害告知卡如图 3 - 1 和图 3 - 2 所示。

冶金企业从业人员

有毒物品　　　注意防护　　　保障健康		
	健 康 危 害	理 化 特 性
一氧化碳（非高原） Carbon monoxide （not in high altitude area）	可经呼吸道进入人体，主要损害神经系统。表现为剧烈头痛、头晕、心悸、恶心、呕吐、无力、脉快、烦躁、步态不稳、抽搐、大小便失禁、休克，可致迟发性脑病	无色气体，微溶于水，溶于乙醇、苯，遇明火、高热会燃烧、爆炸
当心中毒	应 急 处 理	
	抢救人员穿戴防护用具，加强通风；速将患者移至空气新鲜处，注意保暖、安静；及时给氧，必要时用合适的呼吸器进行人工呼吸；心脏骤停时，立即作心肺复苏术后送医院；立即与医疗急救单位联系抢救	
	防 护 措 施	
	工作场所空气中时间加权平均容许浓度（PC - TWA）不超过20 mg/m³，短时间接触容许浓度（PC - STEL）不超过 30 mg/m³，LDLH浓度为1700 mg/m³，无警示性；密闭、局部排风、呼吸防护；禁止明火、火花、高热，使用防爆电器和照明设备；工作场所禁止饮食、吸烟	

急救电话：120	咨询电话：

图 3-1　一氧化碳职业病危害告知卡

有毒物品	注意防护	保障健康
	健 康 危 害	**理 化 特 性**
苯（皮） Benzene（skin）	可经皮肤、呼吸道进入人体，主要损害神经系统和造血系统。短时间大量接触可引起头晕、头痛、恶心、呕吐、嗜睡、步态不稳，重者发生抽搐、昏迷，长期过量接触可引起白细胞减少、再生障碍性贫血、白血病	具有特殊芳香气味的无色油状液体，相对分子质量为78，易燃、易挥发。不溶于水，可与乙醚、乙醇、丙酮、汽油和二硫化碳等有机溶剂混溶；遇氧化剂或卤素剧烈反应；苯蒸气与空气形成爆炸性混合物，遇明火、高热极易燃烧爆炸

当心中毒	**应 急 处 理**
	抢救人员穿戴防护用具；立即将患者移至空气新鲜处，去除被污染的衣物；注意保暖、安静；皮肤污染时用肥皂水清洗，溅入眼内时用流动清水或生理盐水冲洗至少 20 min；呼吸困难时给予吸氧，必要时用合适的呼吸器进行人工呼吸；立即与医疗急救单位联系抢救
	防 护 措 施
	工作场所空气中时间加权平均容许浓度（PC – TWA）不超过6 mg/m³，短时间接触容许浓度（PC – STEL）不超过 10 mg/m³；禁止明火、火花、高热，使用防爆电器和照明设备；工作场所禁止饮食、吸烟

急救电话：120	咨询电话：

图 3 – 2　苯职业病危害告知卡

第二节　职业病防治宣传教育培训制度

一、员工职业卫生培训内容

定期对员工进行职业卫生教育培训，提高员工的职业病危害辨识能力、防护意识和实际操作技能，自觉遵守职业卫生管理制度和操作规程，抵制违反职业病防治法律法规的行为，是企业实现职业病防控目标的有力保障，同时也是员工职业健康知情权的体现。在岗期间员工职业卫生培训内容主要包括：

（1）国家职业病防治方针、政策。

（2）国家和地方职业卫生相关法律、法规、规章及国家职业卫生标准。

（3）企业制定的职业卫生管理制度和岗位操作规程。

（4）工作场所（地点）主要职业病危害因素的辨识。

（5）个人职业病防护用品的使用和维护。

（6）职业病危害事故应急救援知识。

（7）国内外冶金企业典型职业病事故案例。

（8）所享有的职业卫生权利和义务。

二、新入厂员工职业卫生培训内容

新员工在入职前应进行上岗前职业卫生教育培训，使其了解职业病危害因素的种类、分布、防护措施、导致的危害以及个人职业病防护用品的使用和维护等方面的知识，未经培训或培训不合格者，一律不准上岗。新入厂员工职业卫生培训内容主要包括：

（1）国家职业病防治方针、政策。

（2）国家和地方职业卫生相关法律、法规、规章及国家职业卫生标准。

（3）企业制定的职业卫生管理制度和岗位操作规程。

（4）作业岗位工艺流程及岗位存在的主要职业病危害因素。

（5）岗位职业病防护设施和个人职业病防护用品的使用与维护。

（6）职业病危害事故应急救援知识。

（7）所享有的职业卫生权利和义务。

三、转岗人员职业卫生培训内容

随着工作岗位或工作内容的变更，员工所接触的职业病危害因素也在发生着变化。因此，应当对转岗人员重新进行上岗前的职业卫生培训，充分了解和掌握新作业岗位职业病危害因素的种类、分布以及个体防护等知识和技能。转岗员工未经上岗前职业卫生知识培训的一律不得安排上岗。转岗人员职业卫生培训内容主要包括：

（1）企业制定的职业卫生管理制度和岗位操作规程。

（2）新作业岗位的生产工艺流程和岗位存在的职业病危害因素。

（3）新作业岗位职业病防护设施和个人职业病防护用品的使用与维护。

（4）职业病危害事故应急救援知识。

第三节 职业病防护设施维护检修制度

职业病防护设施是指以预防、消除或者降低工作场所的粉尘、毒物、噪声、高温等职业病危害对员工健康造成的损害或影响，以达到保护员工健康目的的设施或装置。

企业应根据冶金生产工艺特点、生产条件和工作场所存在的职业病危害的种类、性质选择相应的职业病防护设施。企业应建立职业病防护设施维护检修制度，指定专人对职业病防护设施定期进行经常性的维护、检修，定期检测其性能和效果，确保其处于正常状态，不得擅自拆除或者停止使用。

企业应建立职业病防护设施台账，台账包括设备名称、型号、生产厂家名称、主要技术参数、安装部位、安装日期、使用目的、防护效果评价、使用和维修记录、使用人、保管责任人等内容。职业病防护设施台账应有专人负责保管，定期更新。

第四节 职业病防护用品管理制度

个人职业病防护用品指员工职业活动过程中为防御粉尘、毒物、噪声、高温等职业病危害的伤害而穿戴、配备、使用的各种物品。

企业工作场所中存在粉尘、噪声、高温等职业病危害因素，在职业病防护设施因故障、设计缺陷等原因没有将职业病危害消除或降低的情况下，为减轻职业病危害因素对人体健康的影响，员工必须正确佩戴或使用个人职业病防护用品。个人职业病防护用品能将人体与职业病危害进行隔离，是保护人体健康的最后一道防线。冶金企业个人职业病防护用品包括防尘口罩、防毒面具、防护眼镜、防护耳罩（塞）、呼吸防护器和防辐射工作服等。

企业使用的个人职业病防护用品属于特种劳动防护用品，不得采购和使用无安全标志的个人职业病防护用品，购买的个人职业病防护用品在入库前必须经本单位安全管理部门验收，并应按照个人职业病防护用品的使用要求，在使用前对其防护功能进行必要的检查，确保能达到防护要求。

企业要督促并指导员工按照使用规则正确佩戴、使用和维护。不得发放钱物替代发放个人职业病防护用品。

建立个人职业病防护用品管理制度，对防护用品的入库验收、保管维护、发放、使用、更换、报废等提出明确要求。对达到报废标准的防护用品必须予以报废，保证个人职业病防护用品能正常使用。不得发放已经失效的个人职业病防护用品。

在发放个人职业病防护用品时应做相应的记录，包括发放时间、工种、个人职业病防护用品名称与数量、领用人签字等内容。发放记录禁止代领代签。要结合本单位工种、作业岗位、职业病危害的分布和浓度制定个人职业病防护用品的更换周期，以保证员工身体健康。

企业必须为参观、学习、检查、指导工作等外来人员配备临时个人职业病防护用品，并由专人进行管理。

第五节　劳动者职业健康监护及其档案管理制度

一、职业健康监护

职业健康监护是以预防为目的，根据员工的职业接触史，通过定期或不定期的医学健康检查和健康相关资料的收集，连续性地监测员工的健康状况，分析健康变化与所接触的职业病危害因素的关系，并及时将健康检查和资料分析结果报告给企业和员工本人，以便及时采取干预措施，保护人体安全健康。

职业健康监护也是企业落实职业病防治责任，实现员工健康权益保障的重要工作内容。职业健康监护主要包括职业健康检查和职业健康监护档案管理等内容。

1. 目的
企业开展职业健康监护的目的是：

（1）早期发现职业病、其他职业健康损害和职业禁忌证。

（2）跟踪并观察职业病和其他职业健康损害的发生、发展规律及分布情况。

（3）识别新的职业病危害因素和高危人群。

（4）对职业病患者及疑似职业病和有职业禁忌人员进行处理和安置。

（5）对已采取的职业病危害控制效果进行评价。

（6）为制定或修订本单位职业卫生管理制度、操作规程和职业病防治对策提供依据。

2. 职业健康检查

企业应当委托由省级以上人民政府卫生行政部门批准的医疗卫生机构承担对员工进行上岗前、在岗期间和离岗时的职业健康检查，职业健康检查费用由企业承担。职业健康检查是职业健康监护的主要内容，包括上岗前、在岗期间、离岗时的健康检查以及应急职业健康检查。

1）上岗前职业健康检查

上岗前职业健康检查是掌握新录用、变更工作岗位或工作内容的员工的健康状况、有无职业禁忌，并为其建立基础职业健康档案。检查项目根据员工拟从事的工种和工作岗位，结合该工种和岗位存在的职业病危害因素及其对人体健康的影响进行确定。根据检查结果综合评价员工是否适合从事该工作，为安排工作提供依据。

企业不得安排未经上岗前职业健康检查的员工从事接触职业病危害的作业。通过上岗前职业健康检查发现有职业禁忌证的人员，不得安排其从事所禁忌的作业。

2）在岗期间的定期职业健康检查

对在岗并且接触职业病危害的员工定期进行职业健康检查，早期发现职业病患者、疑似职业病患者和职业禁忌证，并通过健康查体综合评价员工的健康变化是否与职业病危害有关，以验证工作场所职业病危害的控制是否达到了预期效果，判断员工是否适合在该岗位继续从事工作活动。

在岗并且接触职业病危害的员工进行职业健康检查，应当按照《职业健康监护技术规范》（GBZ 188—2014）的规定和要求确定检查项目和检查周期；需要复查的，应当根据复查要求增加相应的检查项目。企业在委托医疗卫生机构对从事接触职业病危害的员工进行职业健康检查时，应当如实提供企业的基本情况、工作场所职业病危害因素种类及其接触人员名册以及职业病危害因素定期检测、评价结果等材料。

企业应根据在岗并且接触职业病危害的员工职业健康检查报告，对患有职业禁忌的员工，应以适当方式及时告知其本人，并调离或者暂时脱离原工作岗位；发现员工出现与从事的职业活动相关的健康损害时，应当调离原工作岗位，并妥善进行医学观察、诊断、治疗和疗养等一系列安置措施；对需要复查的员工，按照职业健康检查机构要求的时间安排复查和医学观察；对疑似职业病病人，按照职业健康检查机构的建议安排其进行医学观察或者职业病诊断。

3）离岗时职业健康检查

企业应当安排离岗的员工在离岗前 30 日内进行职业健康检查，目的是了解员工在离开接触职业病危害岗位时的健康状况。离岗前 90 日内的在岗期间的职业健康检查可以视为离岗时的职业健康检查。

未进行离岗前职业健康检查的员工，企业不得解除或者终止与其订立的劳动合同。

4）应急职业健康检查

应急职业健康检查是对参与急性职业病事故救援，在事故现场直接、间接接触职业病危害或者是参与事故应急救援而接触了职业病危害，但未出现危害后果或危害后果不明显的员工进行健康检查和医学观察。检查费用由企业承担。

二、职业健康监护档案

职业健康监护档案是职业健康监护整个过程的客观记录资料，是评价个体和群体健康损害的依据。冶金企业必须按照国家职业卫生法律法规的要求，为员工建立职业健康监护档案，并保证档案的真实性、有效性和连续性。

企业应指定专人负责职业健康监护档案的保存工作，严格遵守有关保密原则，保护员工的隐私权，并对借阅作出规定，规定职业健康监护档案的借阅和复印权限，不允许未授权人员借阅，并做好借阅登记和复印记录。

职业健康监护档案应当包括下列内容：

（1）姓名、性别、年龄、籍贯、婚姻、文化程度、嗜好等情况。

（2）职业史、既往病史和职业病危害接触史。

（3）相应工作场所职业病危害因素监测结果。

（4）历次职业健康检查结果、应急职业健康检查结果及处理情况。

（5）职业病诊疗资料。

（6）需要存入职业健康监护档案的其他有关资料。

员工离岗时有权索取本人职业健康监护档案复印件，企业应当如实、无偿提供，并在所提供的复印件上签章。

第六节 职业病危害事故处置与报告制度

职业病危害事故是指在特定条件下,不受控制的职业病危害因素在短时间内高强度(浓度)作用于职业人群,造成员工安全健康受到伤害的意外事件。冶金企业存在多种急性、毒性物质,因此职业病危害事故应急救援管理非常重要。

一、建立职业病危害事故应急管理机构

企业必须建立职业病危害事故应急管理机构,综合分析本单位存在的职业病危害因素的分布、特点,编制职业病危害事故应急救援预案,及时、高效地组织实施应急救援行动,防止职业病危害事故的发生,有效降低事故造成的损失。

职业病危害事故应急管理机构由主要负责人、分管负责人、各部门负责人及生产调度人员组成,负责统一领导本单位的职业病危害事故应急管理工作,研究应急管理重大问题和突发事件应对办法。领导机构主要负责人由企业主要负责人担任,并明确一位负责人具体分管领导机构的日常工作。

职业病危害事故应急管理机构的职责如下:

(1)建立、健全职业病危害事故应急管理体系。

(2)组织编制职业病危害事故应急预案并进行演练。

(3)负责本单位职业病危害事故应急管理体系与所在地人民政府应急管理体系的衔接,积极组织参与社会突发事件的应急处置。

(4)负责组建本单位专(兼)职应急救援队伍和应急平台建设。

(5)负责本单位职业病危害事故的报告并积极配合处置和善后工作。

企业主要负责人是本单位职业病危害事故应急救援的第一责任人,对本单位职业病危害事故的应急管理工作全面负责。

企业应建立与本单位职业病危害因素分布特点相适应的专(兼)职职业卫生应急救援队伍或指定专(兼)职应急救援人员,并定期组织应急救援队伍和人员进行训练。

二、应急救援预案编制和演练

应急预案是职业病危害事故应急管理体系的重要组成部分,是实施应急救援活动的理论依据。

企业应参照《生产经营单位生产安全事故应急预案编制导则》（GB/T 29639—2013），根据不同的岗位和场所，并结合职业病危害因素的种类、状况、危险性分析和可能发生的事故特点，编制职业病危害事故应急救援预案，并形成书面文件在企业予以公布。

企业还应按照《生产安全事故应急演练指南》（AQ/T 9007—2011）对职业病危害事故应急救援预案的演练作出相关规定，其中演练的内容、项目、时间、地点、目标、效果评价、组织实施以及负责人等要予以明确。

根据职业病危害事故预防重点，每年至少组织一次专项应急预案演练，每半年至少组织一次现场处置方案演练。应急预案演练结束后，应当对应急预案演练效果进行评估，撰写应急预案演练评估报告，分析存在的问题，并对应急预案提出修订意见。

三、应急设备及物品要求

（1）建立应急救援设备管理制度，指定专人负责对应急救援设备进行经常性的维护、检修和保养，定期检测其性能和效果，确保其处于正常状态，不得擅自拆除或者停止使用。

（2）应急救援设备及物品的配备应综合考虑工作场所的防护条件、职业病危害因素的理化性质等因素。

（3）应急救援设备及物品的存放地点应保证在发生事故时，最短的时间内能够获取，并在存放地点设置醒目的警示标识。员工必须经过培训，能熟练使用应急设备和急救物品。

（4）应在可能发生皮肤黏膜或眼睛烧灼伤及有腐蚀性、刺激性化学物质的工作场所配备洗眼器、冲洗设备。冲洗用水应安全并保证是流动水，设置冲洗设备的地方应有明显的标识，醒目易找。

（5）存在急性毒性物品的工作场所应配置应急撤离通道，应急撤离通道须保持通畅，并设置应急照明设施和明显的警示标识；撤离通道的宽度应能保证车辆、担架顺利通过。

四、职业病危害事故报告和应急处置

发生职业病危害事故，应当及时向所在地安全生产监督管理部门和有关部门报告，并采取有效措施，减少或者消除职业病危害因素，防止事故扩大。

发生职业病危害事故后，事故现场有关人员应当立即向本单位主要负责人报告；单位主要负责人接到报告后，应当于1 h内向事故发生地县级以上人民政府安全生产监督管理部门和负有安全生产监督管理职责的有关部门报告。情况紧急时，事故现场有关人员可以直接向事故发生地县级以上人民政府安全生产监督管理部门和负有安全生产监督管理职责的有关部门报告。

职业病危害事故报告的主要内容包括：

（1）单位基本概况、事故发生的时间、地点、现场情况以及事故现场已经采取的措施。

（2）事故的简要经过以及事故已经造成或者可能造成的伤亡人数（包括下落不明的人数）和初步估计的直接经济损失。

企业主要负责人接到事故报告后，应当立即启动职业病危害事故应急预案，采取有效措施，组织抢救，防止事故扩大，减少人员伤亡和财产损失。事故发生部门和人员应当妥善保护事故现场以及相关证据，不得破坏事故现场、毁灭相关证据。因抢救人员、防止事故扩大，需要移动事故现场物件的，应当作出标志，绘制现场简图并作出书面记录，妥善保存现场重要痕迹、物证。

第三章 冶金企业职业卫生管理制度

第四章
冶金企业主要职业病危害因素识别及控制

第一节　粉　　尘

一、粉尘的来源及危害

粉尘是指悬浮在空气中的固体微粒。国际标准化组织规定，粒径小于75 μm的固体悬浮物定义为粉尘。

（一）粉尘的分类

在生产过程中形成的，并能长时间悬浮在空气中的固体颗粒，称为生产性粉尘。按其性质，生产性粉尘一般分为以下几类。

1. 无机性粉尘

包括非金属矿物粉尘，如石英、石棉、滑石、煤等；金属性粉尘，如铁、锡、铝、锰、铅、锌等；人工合成无机性粉尘，如金刚砂、水泥、玻璃纤维等。

2. 有机性粉尘

包括动物性粉尘，如毛、丝、骨质等；植物性粉尘，如棉、麻、草、甘蔗、谷物、木、茶等；人工合成有机性粉尘，如有机农药、有机染料、合成树脂、合成橡胶、合成纤维等。

3. 混合性粉尘

上述各类粉尘的混合存在，一般为两种以上粉尘的混合。生产环境中最常见的就是混合性粉尘。由于混合性粉尘的组成成分不同，其特性、毒性和对人体的危害程度有很大差异。

冶金生产企业各工艺流程中产生的粉尘主要是无机性粉尘及混合性粉尘。

（二）粉尘的来源

冶金企业排放粉尘的种类有原料粉尘、生料粉尘、燃料粉尘和烟尘等。产生环节（部位）主要为矿石装卸、转运、堆场、整粒、铸模、炼钢砌炉、硅铁冶炼、铬铁冶炼、钛铁冶炼、有色金属冶炼（铅锌配布料、铅电解液制备、矿石破碎）等，见表4-1。

表4-1　粉尘产生环节（部位）

序号	生产工艺	产 生 环 节(部 位)	
1	烧结	原料	翻车、卸料、破碎、筛分、皮带运输
		配料	配料、混合、皮带运输
		烧结	烧结
		成品	热筛、破碎、冷筛、返矿的运输
2	炼焦	备煤、配煤	卸煤、贮煤、倒煤、存煤、放送煤
		炼焦	焦炉装煤、扫炉盖、拦焦、出炉、熄焦、放焦、辊筛、条筛、振筛、测温
3	炼铁	原料	沟上、沟下、主控室、称量、矿槽、皮带、高炉卷扬
		炼铁	炉前操作、铁口、渣口、炼铁、天车、高炉配管、翻渣
		铸铁	铸铁
4	炼钢、连铸	原料	切割、上料、皮带运输、扒渣
		炼钢	混合、装料、转运、清理
		炉外精炼	吹氩、真空处理
		连铸精整	浇铸、切割、切缝清理、打磨
5	轧钢	原料	清渣
		金属轧制	清理、热锯、修磨、淬火、平整、焊齿、开齿
		金属材丝拉拔	磨模
6	有色金属冶炼	烧结	破碎、制粒、布料、烧结机
		熔炼	熔炼、加料、运输、熔炼炉、烟化炉
		铅电解	电解炉、熔化炉
		锌精馏	精炉、捞皮、纯锌、搬锌、锌铸锭机

（三）粉尘的特性

根据生产性粉尘来源、分类及其理化特性可初步判断其对人体的危害性质和程度。从卫生学角度出发，主要应考虑粉尘的如下理化特性。

1. 粉尘的化学成分、浓度和接触时间

工作场所空气中粉尘的化学成分和浓度直接决定其对人体的危害性质和严重程度。不同化学成分的粉尘可导致纤维化、刺激、中毒和致敏作用等。如含游离二氧化硅粉尘致纤维化，某些金属（如铅及其化合物）粉尘通过肺组织吸收引起中毒，另一些金属（如铍、铝等）粉尘可导致过敏性哮喘或肺炎。同一种粉尘，作业环境空气中浓度越高，暴露时间越长，对人体的危害越严重。

2. 粉尘的分散度

分散度指粉尘颗粒大小的组成，以粉尘粒径大小的数量或质量组成百分比来表示，前者称为粒子分散度，后者称为质量分散度，粒径或质量小的颗粒越多，分散度越高。粉尘粒子分散度越高，其在空气中飘浮的时间越长，沉降速度越慢，被人体吸入的机会就越多；而且，分散度越高，比表面积越大，越易参与理化反应，对人体的危害越大。

不同种类的粉尘由于粉尘的密度和形状不同，同一粒径的粉尘在空气中的沉降速度不同，为了互相比较，引入空气动力学直径。尘粒的空气动力学直径是指某一种类的粉尘粒子，不论其形状、大小和密度如何，如果它在空气中的沉降速度与一种密度为 1 的球形粒子的沉降速度一样时，则这种球形粒子的直径即为该种粉尘粒子的空气动力学直径。

同一空气动力学直径的尘粒，在空气中具有相同的沉降速度和悬浮时间，并趋向于沉降在人体呼吸道内的相同区域。一般认为，空气动力学直径小于 15 μm 的粒子可进入呼吸道，其中 10～15 μm 的粒子主要沉积在上呼吸道，因此把直径小于 15 μm 的尘粒称为可吸入性粉尘；5 μm 以下的粒子可到达呼吸道深部和肺泡区，称为呼吸性粉尘。

3. 粉尘的硬度

粒径较大、外形不规则坚硬的尘粒可能引起呼吸道黏膜机械损伤；而进入肺泡的尘粒，由于质量小，肺泡环境湿润，并受肺泡表面活性物质影响，对肺泡的机械损伤作用可能并不明显。

4. 粉尘的溶解度

某些有毒粉尘，如含有铅、砷等的粉尘可在上呼吸道溶解吸收，其溶解度越高，对人体的毒作用越强；相对无毒的粉尘如面粉，其溶解度越高毒作用越低；石英粉尘等很难溶解，会在体内持续产生危害作用。

冶金企业从业人员

5. 粉尘的荷电性

物质在粉碎过程和流动中相互摩擦或吸附空气中离子而带电。尘粒的荷电量除取决于其粒径大小、比重外，还与作业环境的温度和湿度有关。飘浮在空气中90% ~95% 的粒子荷正电或负电。同性电荷相斥增强了空气中粒子的稳定程度，异性电荷相吸使尘粒撞击、聚集并沉降。一般来说，荷电尘粒在呼吸道内易被阻留。

6. 粉尘的爆炸性

可氧化的粉尘如煤尘、面粉、糖、亚麻、硫黄、铝等，在适宜的浓度下（如煤尘，35 g/m^3；面粉、铝、硫黄，7 g/m^3；糖，10.3 g/m^3）一旦遇到明火、电火花和放电，可发生爆炸。

（四）粉尘的危害

所有粉尘颗粒对身体都是有害的，不同特性的生产性粉尘，可能引起机体不同部位和程度的损害。如可溶性有毒粉尘进入呼吸道后，能很快被吸收进入血液，引起中毒作用；某些硬质粉尘可导致角膜及结膜机械性损伤，引起角膜混浊和结膜炎等；粉尘堵塞皮脂腺和机械性刺激皮肤时，可引起粉刺、毛囊炎、脓皮病及皮肤皲裂等；粉尘进入外耳道混在皮脂中，可形成耳垢等。

生产性粉尘对机体的损害是多方面的，直接的健康损害以呼吸系统损害为主，局部以刺激和炎性作用为主。

1. 对呼吸系统的影响

机体影响最大的是呼吸系统损害，包括尘肺、粉尘沉着症、呼吸道炎症和呼吸系统肿瘤等疾病。

1）尘肺

尘肺是由于在生产环境中长期吸入生产性粉尘而引起的以肺组织纤维化为主的疾病。尘肺是职业性疾病中影响面最广、危害最严重的一类疾病。据统计，尘肺病例约占我国职业病总人数的90% 以上。

根据多年临床观察、X 射线胸片检查、病理解剖和实验研究的资料，我国按病因将尘肺分为五类：

（1）矽肺：由于长期吸入游离二氧化硅含量较高的粉尘引起。

（2）硅酸盐肺：由于长期吸入含有结合二氧化硅的粉尘如石棉、滑石、云母等引起。

（3）炭尘肺：由于长期吸入煤、石墨、炭黑、活性炭等粉尘引起。

（4）混合性尘肺：由于长期吸入含游离二氧化硅粉尘和其他粉尘如煤尘等引起。

（5）金属尘肺：由于长期吸入某些致纤维化的金属粉尘如铝尘引起。

我国2013年公布实施的《职业病分类与目录》中规定了12种尘肺名单，即矽肺、石棉肺、煤工尘肺、石墨尘肺、炭黑尘肺、滑石尘肺、水泥尘肺、云母尘肺、陶工尘肺、铝尘肺、电焊工尘肺及铸工尘肺。此外，根据《尘肺病诊断标准》和《尘肺病理诊断标准》可以诊断的其他尘肺列为第13种尘肺。

2）粉尘沉着症

有些生产性粉尘如锡、铁、锑等粉尘吸入后，主要沉积于肺组织中，呈现异物反应，以网状纤维增生的间质纤维化为主，在X射线胸片上可以看到满肺野结节状阴影，这类病变称为粉尘沉着症。该病症不损伤肺泡结构，肺功能一般不受影响，机体也没有明显的症状和体征，对健康危害不明显。脱离粉尘作业，病变可以不再继续发展，甚至肺部阴影逐渐消退。

3）有机性粉尘引起的肺部病变

有机性粉尘的生物学作用不同于无机性粉尘，如吸入棉、亚麻或大麻尘引起的棉尘病，常表现为休息后第一天上班末出现胸闷、气急和（或）咳嗽症状，可有急性肺通气功能改变；吸入带有霉菌孢子的植物性粉尘如草料尘、粮谷尘、蔗渣尘等，或者吸入被细菌或血清蛋白污染的有机性粉尘可引起职业性变态反应肺泡炎；吸入多种粉尘（例如铬酸盐、硫酸镍、氯铂酸铵等）后会发生职业性哮喘。

4）其他呼吸系统疾患

在粉尘进入的部位积聚大量的巨噬细胞，导致炎性反应，引起粉尘性气管炎、支气管炎、肺炎、哮喘性鼻炎和支气管哮喘等疾病。由于粉尘诱发的纤维化、肺沉积和炎症作用，还常引起肺通气功能的改变，表现为阻塞性肺病；慢性阻塞性肺病也是粉尘接触作业人员的常见疾病。在尘肺病人中还常并发肺气肿、肺心病等疾病。长期的粉尘接触还常引起机体抵抗功能下降，容易发生肺部非特异性感染，肺结核也是粉尘接触人员易患疾病。

2. 局部作用

粉尘作用于呼吸道黏膜，早期引起其功能亢进、黏膜下毛细血管扩张、充血，黏液腺分泌增加，以阻留更多的粉尘，长期则形成黏膜肥大性病变，然后由于黏膜上皮细胞营养不足，造成萎缩性病变，呼吸道抵御功能下降。皮肤长期接触粉尘可导致阻塞性皮脂炎、粉刺、毛囊炎、脓皮病。金属粉尘还可引起角膜损伤、混浊。沥青粉尘可引起光感性皮炎。

3. 中毒作用

吸附或者含有可溶性有毒物质的粉尘，如含铅、砷、锰等可在呼吸道黏膜很快溶解吸收，导致中毒，呈现出相应毒物的急性中毒症状。粉尘颗粒粒径越小，其表面积越大，相当于吸附的化学物质越多，可能引起更大的健康危害。

4. 肿瘤

某些粉尘本身是或者含有人类肯定致癌物，如石棉、游离二氧化硅、镍、铬、砷等是国际癌症研究中心提出的人类肯定致癌物，含有这些物质的粉尘就可能引发呼吸和其他系统肿瘤。此外，放射性粉尘也能引起呼吸系统肿瘤。

二、粉尘危害的防控措施

为了有效控制生产性粉尘的危害，必须掌握粉尘的性质，以便根据卫生的要求，结合产尘源特点和生产工艺有针对性地采取防尘措施。

（1）改革工艺，实现生产过程的机械化、密闭化、自动化是消除粉尘危害的根本措施。在总结粉尘危害控制经验的基础上，我国提出了"革、水、密、风、护、管、教、查"八字方针，对粉尘危害的综合治理具有重要指导意义。具体地说：

① 革，即工艺改革和技术革新，是消除粉尘危害的根本途径。

② 水，即湿式作业，可防止粉尘飞扬，降低作业环境粉尘浓度。

③ 密，即将尘源密闭，对产生粉尘的设备尽可能密闭，并与排风结合，经收尘技术措施处理后再排入大气。

④ 风，加强通风及抽风措施，常在密闭、半密闭发尘源的基础上采用局部抽出式机械通风，将工作面的含尘空气抽出，并可同时采用局部送入式机械通风，将新鲜空气送入工作面。

⑤ 护，即个体防护，是防、降尘措施的补充，特别是在技术措施未能达到的地方是必不可少的。

⑥ 管，即经常性地维修和管理工作。

⑦ 教，加强宣传教育。

⑧ 查，定期监测环境空气中的粉尘浓度，定期为接尘人员进行职业健康检查。

实际工作中，防尘对策需要对工艺、设备、物料、操作条件、劳动卫生防护设施、个体防护用品等技术措施进行优化组合，采取综合对策。综合措施包括技术措施、组织措施和管理措施。其中技术措施是关键，是控制、消除粉尘污染源的根本措施，组织措施和管理措施是技术措施的保障。

（2）工艺和物料选用不产生或少产生粉尘的工艺，采用无危害或危害小的物料，是消除、减弱粉尘危害的根本途径。例如，用湿法生产工艺代替干法生产工艺。

（3）限制、抑制扬尘和粉尘扩散。

① 采用密闭管道输送、密闭自动（机械）称量、密闭设备加工，防止粉尘外逸；不能完全密闭的尘源，在不妨碍操作的条件下尽可能采用半封闭罩、隔离室等设施来隔绝，减少粉尘与工作场所空气的接触，将粉尘限制在局部范围内，减弱粉尘的存在。

② 通过降低物料落差、适当降低溜槽倾斜度、隔绝气流、减少诱导空气量和设置空间（通道）等方法，抑制由于正压造成的扬尘。

③ 对亲水性、弱黏性的物料和粉尘应尽量采用增湿、喷雾、喷蒸汽等措施，可有效减少物料在装卸、运转、破碎、筛分、混合和清扫过程中粉尘的产生和扩散；厂房喷雾有助于室内飘尘的凝聚和降落。

④ 为消除二次尘源、防止二次扬尘，应在设计中合理布置、尽量减少积尘平面，地面、墙壁应平整光滑，墙角呈圆角，便于清扫；使用副压清扫装置来消除逸散、沉积在地面、墙壁、构件和设备上的粉尘；对炭黑等污染大的粉尘作业及大量散发沉积粉尘的工作场所，则应采用防水地面、墙壁、顶棚、构件以及水冲洗的方法，清理积尘，严禁用吹扫方式清尘。

⑤ 对污染大的粉状辅料宜用小包装运输，连同包装袋一并加料和加工，限制粉尘扩散。

（4）通风除尘。建筑设计时要考虑工艺特点及排尘的需要，利用风压、热压差合理组织气流，充分发挥自然通风改善作业环境的作用，当自然通风不能满足要求时，应设置全面或局部机械通风排尘装置。通风除尘设施是尘源控制与隔离的重要手段。

（5）由于工艺、技术等原因，通风除尘设施无法达到卫生标准要求时，操作工人必须佩戴防尘口罩等个体防护用品。

（6）此外，还要进行防尘教育，定期检测作业环境中的粉尘浓度，加强防尘设施的维护与检修，对从业人员定期进行体检等管理措施。

第二节 高 温

一、高温热辐射的来源及危害

（一）高温的来源

高温、强热辐射作业：如冶金工业的炼焦、炼铁、轧钢等车间。这些生产场所的气象特点是气温高、热辐射强度大，而相对湿度较低，形成了干热环境。高温产生环节（部位）见表4-2。

表4-2 高温产生环节（部位）

序号	生产工艺	产 生 环 节(部 位)	
1	烧结	烧结	烧结
		成品	热破、热筛
2	炼焦	炼焦	炉顶：焦炉装煤、扫炉盖 炉侧：出炉、推焦、拦焦、熄焦、调火
			测温、上升管
3	炼铁	炼铁	炉前操作、铁口、渣口、炼铁、天车、高炉配管、辅沟
		铸铁	铸铁
		热风炉	热风炉、煤气取样
4	炼钢	炼钢	钢水准备、混铁炉翻铁、挂吊
		炉外精炼	吹氩、喂铅
		连铸精整	浇钢、切割
5	轧钢	原料	均热炉、加热炉装炉等
		金属轧制	初轧、连轧、型钢、热轧、热锯操作等
		金属材料热处理	装出炉、温度调整、矫直、剪切、司炉
		精整	精整操纵、大型缓冷、大型翻钢
6	有色金属冶炼	烧结	司炉、点火、干燥
		熔炼	熔炼炉、烟化炉、锅炉
		铅电解	电解炉、精炼炉
		锌精馏	出锌口、捞锌皮、精炼炉

（二）高温对人体的危害

高温环境容易影响人体的生理及心理状态，在这种环境下工作，除了导致中暑性疾病，还会影响工作效率，更会引发各种意外和危险。

1. 高温作业所致的疾病

高温可导致急性热致疾病（如刺热、痱子和中暑）和慢性热致疾病（慢性热衰竭、高血压、心肌损害、消化系统疾病、皮肤疾病、热带性嗜睡、肾结石、缺水性热衰竭等）。这里我们主要介绍中暑。中暑是高温环境下由于热平衡和（或）水盐代谢紊乱等而引起的一种以中枢神经系统和（或）心血管系统障碍为主要表现的急性热致疾病。

2. 高温作业对机体生理功能的影响

高温作业时，人体可出现一系列生理功能改变，主要为体温调节、水盐代谢、循环系统、消化系统、神经系统、泌尿系统等方面的适应性变化。

（1）体温调节：众所周知，正常人的体温是相对恒定的，是保证机体新陈代谢和生命活动正常进行的必要条件。当环境温度发生变化时，经外周和中枢温度感受器的温度信息在下丘脑 PO/AH 体温调节中枢整合后，通过调节机体的产热和散热活动，来维持机体体温的相对恒定、机体的体温调节及其与高温环境的交互作用。

（2）水盐代谢：环境温度愈高，劳动强度愈大，人体出汗则愈多。汗液的有效蒸发率在干热有风的环境中高达 80% 以上，散热良好。但在湿热风小的环境，有效蒸发率则经常不足 50%，汗液难以蒸发，往往成汗珠淌下，不利于散热。皮肤潮湿、角质渍汗而膨胀，阻碍汗腺孔的正常作用，淌汗更多。一般高温工人一个工作日出汗量可达 3000~4000 g，经汗排出盐达 20~25 g，故大量出汗可致水盐代谢障碍。出汗量是高温工人受热程度和劳动强度的综合指标，一个工作日出汗量 6 L 为生理最高限度，失水不应超过体重的 1.5%。汗液的主要成分是水和盐，还含有 K^+、Ca^{2+}、尿素氮、葡萄糖、乳酸、氨基酸、维生素 B1 与 B2 等，这些在制订防暑降温措施时应予以考虑。

（3）循环系统：高温环境下从事体力劳动时，心脏要向高度扩张的皮肤血管网输送大量血液，以便有效散热；又要向工作肌输送足够的血液，以保证工作肌的活动，且要维持适当的血压。另外，由于出汗丧失大量水分和体液转移至肌肉而使有效血容量减少。这种供求矛盾使得循环系统处于高度应激状态。心脏向外周输送血液的能力取决于心输出量，而心输出量又依赖于最高心率和血管血容量。如果高温工人在劳动时已达最高心率，机体蓄热又不断增加，心输出量则不可能再增加来维持血压和肌肉灌流，可能导致热衰竭。血压改变没有明确的规律，老工人可出现心脏代偿性肥大。

（4）消化系统：高温作业时，由于出汗散热和工作肌的需要，血液重新分配，消化系统血流减少，导致消化液分泌减弱，消化酶活性和胃液酸度（游离酸与总酸）降低；胃肠道的收缩和蠕动减弱，吸收和排空速度减慢；唾液分泌也明显减少，淀粉酶活性降低。这些因素均可引起食欲减退和消化不良，胃肠道疾患增多，且工龄越长，患病率越高。

（5）神经系统：高温作业可使中枢神经系统出现抑制，肌肉工作能力低下，机体产热量因肌肉活动减少而下降，热负荷得以减轻。因此，可把这种抑制看作保护性反应。但由于注意力、肌肉工作能力、动作的准确性与协调性及反应速度降低，不仅导致工作效率降低，而且易发生工伤事故。

（6）泌尿系统：高温作业时，大量水分经汗腺排出，肾血流量和肾小球过滤率下降，经肾脏排出的尿液等大量减少，有时达85% ~ 90%。如不及时补充水分，由于血液浓缩使肾脏负担加重，可致肾功能不全，尿中出现蛋白、红细胞、管型等。

（7）热适应：热适应是指人在热环境工作一段时间后对热负荷产生适应的现象。一般在高温环境劳动数周时间，机体可产生热适应。主要表现为上述各个系统的机能有利于降低产热、增加散热，如从事同等强度的劳动，汗量增加，可增加30%甚至1倍，汗液中无机盐含量减少1/10，皮温和中心体温先后降低；心率明显下降。热适应的状态并不稳定，停止接触热一周左右返回到适应前的状况，即脱适应。病愈或休假重返工作岗位者应注意重新适应。热适应者对热的耐受能力增强，这不仅可提高高温作业的劳动效率，且有助于防止中暑发生。但人体热适应有一定限度，超出限度仍可引起生理功能紊乱。因此，绝对不能放松防暑保健工作。

二、高温热辐射危害的防控措施

多年来，我国总结了一套综合性防暑降温措施，对保护高温作业工人的健康起到了积极作用。

1. 技术措施

（1）合理设计工艺流程：合理设计工艺流程，改进生产设备和操作方法是改善高温作业劳动条件的根本措施。如钢水连铸，轧钢、铸造等的生产自动化，可使工人远离热源，同时减轻劳动强度。热源的布置应符合下列要求：①尽量布置在车间外面；②采用热压为主的自然通风时，尽量布置在天窗下面；③采用穿堂风为主的自然通风时，尽量布置在夏季主导风向的下风侧；④对热源采取隔热措施；⑤使工作地点易于采用降温措施，热源之间可设置隔墙（板），使热空气沿隔墙上升，经过天窗排出，以免扩散到整个车间；⑥热成品和半成品应及时运出车间或堆放在下风侧。

（2）隔热：隔热是防止热辐射的重要措施。可以利用水或导热系数小的材料进行隔热，其中尤以水的隔热效果最好，水的比热大，能最大限度地吸收热辐射。

（3）通风降温：①自然通风：任何房屋均可通过门窗、缝隙进行自然通风换气，高温车间仅靠这种方式是不够的，热量大、热源分散的高温车间，每小时需换气 30 ~ 50 次以上，才能使余热及时排出，此时必须把进风口和排风口配置得十分合理，充分利用热压和风压的综合作用，使自然通风发挥最大的效能。②机械通风：在自然通风不能满足降温的需要或生产上要求车间内保持一定的温湿度时，可采用机械通风。

2. 保健措施

（1）供给饮料和补充营养：高温作业工人应补充与出汗量相等的水分和盐分。补充水分和盐分的最好办法是供给含盐饮料。一般每人每天供水 3 ~ 5 L，盐 20 g 左右。在 8 h 工作日内汗量少于 4 L 时，每天从食物中摄取 15 ~ 18 g 盐即可，不一定从饮料中补充。若出汗量超过此数时，除从食物摄取盐外，尚需从饮料中适量补充盐分。饮料的含盐量以 0.15% ~ 0.2% 为宜。饮水方式以少量多次为宜。

在高温环境劳动时，能量消耗增加，故膳食总热量应比普通工人高，最好能达到 12600 ~ 13860 kJ；蛋白质增加到总热量的 14% ~ 15% 为宜。此外，可补充维生素和钙等。

（2）个人防护：高温工人的工作服，应以耐热、导热系数小而透气性能好的织物制成。可用白帆布或铝箔制作的工作服防止热辐射。工作服宜宽大又不妨碍操作。此外，按不同作业的需要，供给工作帽、防护眼镜、面罩、手套、鞋盖、护腿等个体防护用品。特殊高温作业工人，如炉衬热修、清理钢包等工种，为防止强烈热辐射的作用，须佩戴隔热面罩和穿着隔热、阻燃、通风的防热服，如喷涂金属（铜、银）的隔热面罩、铝膜隔热服等。

（3）加强医疗预防工作：对高温作业工人应进行就业前和入暑前体格检查。凡有心血管系统器质性疾病、血管舒缩调节机能不全、持久性高血压、溃疡病、活动性肺结核、肺气肿及肝、肾疾病，明显的内分泌疾病（如甲状腺功能亢进）、中枢神经系统器质性疾病、过敏性皮肤疤痕患者、重病后恢复期及体弱者，均不宜从事高温作业。

3. 组织措施

我国防暑降温已有较成熟的经验，关键在于加强领导，改善管理，严格遵照国家有关高温作业卫生标准搞好厂矿防暑降温工作。根据地区气候特点，适当调整夏季高温作业劳动和休息制度。休息室或休息凉棚应尽可能设置在远离热源处，必须有足够的降温设施和饮料。大型厂矿可专门设立具有空气调节系统的工人休息公寓，保证高温作业工人在夏季有充分的睡眠与休息，这对预防中暑有重要意义。

第三节　噪　　声

一、噪声的来源及危害

噪声是声音的集合体，使人听觉生厌和让人烦躁不安。噪声确切地说叫声波，来自被称为声源的点，然后向着四面八方传播开来，对所有遇到的物体都产生一种压力（声压）。

（一）噪声的分类

在生产过程中，由于机器转动、气体排放、工件撞击与摩擦等所产生的噪声，称为生产性噪声或工业噪声。

1. 按声源特点分类

按声源特点，将生产性噪声划分为空气动力性噪声、机械噪声和电磁噪声3种。

1）空气动力性噪声

指气体压力或体积的突然变化或流体流动所产生的声音，例如各种风机、空气压缩机等压力脉冲和气体排放发出的噪声。

2）机械噪声

指设备运转时各零部件之间的相互撞击、摩擦产生的交变力使设备金属板或其他运动部件振动而辐射出的噪声，例如各种凿岩、切割等发出的噪声。

3）电磁噪声

指因磁场脉动、磁致伸缩、电磁涡流等产生振动辐射出的噪声，如电磁式振荡器和变压器等产生的噪声。

2. 按持续时间和出现的形态分类

生产性噪声根据持续时间和出现的形态，可分为稳态噪声、非稳态噪声和脉冲噪声 3 种。

1）稳态噪声

在观察时间内，采用声级计"慢挡"动态特性测量时声级波动小于 3 dB(A)的噪声。

2）非稳态噪声

在观察时间内，采用声级计"慢挡"动态特性测量时声级波动大于或等于 3 dB(A) 的噪声。

3）脉冲噪声

声音持续时间小于 0.5 s，间隔时间大于 1 s，声级变化大于 40 dB(A) 的噪声。

生产性噪声一般声级比较高，且多为中高频噪声，常与振动等不良因素联合作用于人体，使其危害更大。

(二) 噪声的来源

冶金企业的噪声主要是空气动力性噪声和机械噪声，产生噪声的设备较多，并且分布广，声级强度高。主要来源有电炉、各类泵及风机等的运转声等，见表 4-3。

表 4-3　噪声产生环节 (部位)

序号	生产工艺	产生环节(部位)	
1	烧结	原料	翻车、卸料、破碎、筛分、皮带运输
		配料	配料、混合、皮带运输
		烧结	烧结
		成品	热筛、破碎、冷筛、返矿的运输
2	炼焦		煤气鼓风机、空压机、各种工业泵及其他机械设备等

表 4-3（续）

序号	生产工艺	产 生 环 节(部 位)	
3	炼铁	原料	沟上、沟下、主控室、称量、矿槽、皮带、高炉卷扬
		炼铁	炉前操作、铁口、渣口、炼铁、天车、高炉配管、翻渣
		铸铁	铸铁
		热风炉	热风炉、煤气取样
4	炼钢		电炉、真空泵、液压泵、水泵、风机等
5	轧钢	原料	气割机、处理钢锭、钢坯表面缺陷
		金属轧制	初轧、连轧、中板、热轧、热锯、修磨
		金属材料热处理	矫直、剪切、冷床操纵
		精整	翻钢、冷轧、钢坯清理
		金属材丝拉拔	锤头、操纵、拔管、矫直、精整
6	有色金属冶炼	烧结	装卸机、破碎机、梭式布料机、带式输送机、点火炉等
		熔炼	鼓风机、收尘风机
		铅电解	酸泵、天车、鼓风机、收尘风机
		锌精馏	天车、鼓风机、收尘风机

（三）噪声对人体的危害

长期接触一定强度的噪声，可以对人体产生不良影响。此影响是全身性的，即除听觉系统外，也可影响非听觉系统。噪声对人体产生不良影响早期多为可逆性、生理性改变，但长期接触强噪声，机体可出现不可逆的、病理性损伤。

1. 听觉系统

听觉系统是感受声音的系统，外界声波传入听觉系统有两种途径。一是通过空气传导，声波经外耳道进入耳内，使鼓膜振动，振动波通过中耳的听骨链传至内耳卵圆窗的前庭膜，引起耳蜗管中的外淋巴液振荡，内淋巴液受此影响而振荡，从而使基底膜上的听毛细胞感受振动，听毛细胞将此振动转变成神经纤维的兴奋，经第八对脑神经传达到中枢，产生音响感觉。另外一条途径是骨传导，即声波经颅骨传入耳蜗，通过耳蜗骨壁的振动传入内耳。

噪声引起听觉器官的损伤，一般都经历了由生理变化到病理改变的过程，即先出现暂时性听阈位移，暂时性听阈位移如不能得到有效恢复，则逐渐发展为永久性听阈位移。

（1）暂时性听阈位移：指人或动物接触噪声后引起听阈水平变化，脱离噪声环境后，经过一段时间听力可以恢复到原来水平。

① 听觉适应：短时间暴露在强烈噪声环境中，机体听觉器官敏感性下降，听阈可提高 10～15 dB(A)，脱离噪声接触后对外界的声音有"小"或"远"的感觉，离开噪声环境 1 min 之内即可恢复，此现象称为听觉适应（auditory adaptation）。听觉适应是机体的一种生理性保护现象。

② 听觉疲劳：较长时间停留在强噪声环境中，引起听力明显下降，听阈提高超过 15～30 dB(A)，离开噪声环境后，需要数小时甚至数十小时听力才能恢复，此现象称为听觉疲劳。通常以脱离接触后到第二天上班前的间隔时间（16 h）为限，如果在这样一段时间内听力不能恢复，因工作需要而继续接触噪声，即前面噪声暴露引起的听力变化未能完全恢复又再次暴露，听觉疲劳逐渐加重，听力下降出现累积性改变，听力难以恢复，听觉疲劳便可能发展为永久性听阈位移。

（2）永久性听阈位移：指由噪声或其他因素引起的不能恢复到正常听阈水平的听阈升高。永久性听阈位移属于不可恢复的改变，其具有内耳病理性基础。常见的病理性改变有听毛倒伏、稀疏、缺失，听毛细胞肿胀、变性或消失等。

除了噪声以外，其他因素如外力、药物等均可以引起鼓膜、听神经或听毛细胞等器质性变化，导致听力不能恢复到正常水平。任何原因引起的持久性听阈升高都属于永久性听阈位移，听力测定或临床诊断时要注意鉴别。

永久性听阈位移的大小是评判噪声对听力系统损伤程度的依据，也是诊断职业性噪声聋的依据。国际上对由职业噪声暴露引起的听觉障碍通称为"职业性听力损失"。

噪声引起的永久性听阈位移早期常表现为高频听力下降，听力曲线在 3000～6000 Hz（多在 4000 Hz）出现"V"形下陷，又称听谷。此时患者主观无耳聋感觉，交谈和社交活动能够正常进行。随着病损程度加重，除了高频听力继续下降以外，语言频段（500～2000 Hz）的听力也受到影响，出现语言听力障碍。

高频听力下降（特别是在 4000 Hz）是噪声性耳聋的早期特征。对其发生的可能原因有以下几种解释：

① 认为耳蜗感受高频声的细胞纤毛较少且集中于基底部，而接受低频声的细胞纤毛较多且分布广泛，初期受损伤的是耳蜗基底部，故表现为高频听力下降。

② 认为内耳螺旋板在感受 4000 Hz 的部位血循环较差，且血管有一狭窄区，易受淋巴振动的冲击而引起损伤，且 3 个听小骨对高频声波的缓冲作用较小，故高频部分首先受损。

③ 共振学说：外耳道平均长度 2.5 cm，根据物理学原理，对于一端封闭的管腔，波长是其 4 倍的声波能引起最佳共振作用，对于人耳，这一长度相当于 10 cm，而 3000 Hz 声音的波长为 11.40 cm，因此能引起共振的频率介于 3000 ~ 4000 Hz 之间。

（3）职业性噪声聋：职业性噪声聋是指劳动者在工作过程中，由于长期接触噪声而发生的一种渐进性的感音性听觉损伤，是国家法定职业病。职业性噪声聋也是我国常见职业病之一。

2. 非听觉系统

（1）对神经系统的影响：听觉器官感受噪声后，神经冲动信号经听神经传入大脑的过程中，在经过脑干网状结构时发生泛化，投射到大脑皮质的有关部位，并作用于丘脑下部植物神经中枢，引起一系列神经系统反应。可出现头痛、头晕、睡眠障碍和全身乏力等类神经征，有的表现为记忆力减退和情绪不稳定，如易激怒等。客观检查可见脑电波改变，主要为 α 节律减少及慢波增加。此外，可有视觉运动反应时潜伏期延长，闪烁融合频率降低等。植物神经中枢调节功能障碍主要表现为皮肤划痕试验反应迟钝。

（2）对心血管系统的影响：在噪声作用下，心率可表现为加快或减慢，心电图 ST 段或 T 波出现缺血型改变。血压变化早期表现不稳定，长期接触较强的噪声可以引起血压升高，脑血流图呈现波幅降低、流入时间延长等，提示血管紧张度增加，弹性降低。

（3）对内分泌及免疫系统的影响：有研究显示，在中等强度噪声 [70 ~ 80 dB（A）] 作用下，机体肾上腺皮质功能增强；而受高强度 [100 dB（A）] 噪声作用，功能则减弱；部分接触噪声工人尿 17 - 羟固醇或 17 - 酮固醇含量升高等。接触强噪声的工人或实验动物可出现免疫功能降低，接触噪声时间愈长，变化愈显著。

（4）对消化系统及代谢功能的影响：接触噪声工人可以出现胃肠功能紊

乱、食欲不振、胃液分泌减少、胃的紧张度降低、蠕动减慢等变化。有研究提示噪声还可引起人体脂代谢障碍，血胆固醇升高。

（5）对生殖机能及胚胎发育的影响：国内外大量的流行病学调查表明，接触噪声的女工有月经不调现象，表现为月经周期异常、经期延长、经血量增多及痛经等。月经异常以年龄 20～25 岁，工龄 1～5 年的年轻女工多见。接触高强度噪声，特别是 100 dB（A）以上强噪声的女工中，妊娠高血压综合征发病率有增高趋势。

（6）对工作效率的影响：噪声对日常谈话、听广播、打电话、阅读、上课等都会产生影响。当噪声达到 65 dB（A）以上，即可干扰普通谈话；如果噪声达 90 dB（A），大声叫喊也不易听清。打电话在 55 dB（A）以下不受干扰，65 dB（A）时对话有困难，80 dB（A）时就难以听清。

在噪声干扰下，人会感到烦躁，注意力不能集中，反应迟钝，不仅影响工作效率，而且降低工作质量。在车间或矿井等作业场所，由于噪声的影响，掩盖了异常的声音信号，容易发生各种事故，造成人员伤亡及财产损失。

二、噪声危害的防控措施

1. 控制噪声源

根据具体情况采取技术措施，控制或消除噪声源，是从根本上解决噪声危害的一种方法。可以采用无声或低声设备代替发出强噪声的机械，如用无声液压代替高噪声的锻压，以焊接代替铆接等，均可收到较好效果。

对于噪声源，如电机或空气压缩机，如果工艺过程允许远置，则应移至车间外或更远的地方。此外，设法提高机器制造的精度，尽量减少机器部件的撞击和摩擦，减少机器的振动，也可以明显降低噪声强度。在进行工作场所设计时，合理配置声源，将噪声强度不同的机器分开放置，有利于减少噪声危害。

2. 控制噪声的传播

在噪声传播过程中，应用吸声和消声技术，可以获得较好的效果。将吸声材料装饰在车间的内表面，如墙壁或屋顶，或在工作场所内悬挂吸声体，吸收辐射和反射的声能，可以使噪声强度减低。在某些特殊情况下（如隔声室），为了获得较好的吸声效果，需要使用吸声尖劈。

消声是降低流体动力性噪声的主要措施，用于风道和排气管，常用的有阻性消声器和抗性消声器，如二者联合使用消声效果更好。在某些情况下，还可以利用一定的材料和装置，将声源或需要安静的场所封闭在一个较小的空间中，使其与周围环境隔绝起来，即隔声，如隔声室、隔声罩等。

为了防止通过固体传播的噪声，在建筑施工中将机器或振动体的基础与地板、墙壁连接处设隔振或减振装置，也可以起到降低噪声的效果。

3. 制订工业企业卫生标准

尽管噪声可以对人体产生不良影响，但在生产中要想完全消除噪声，既不经济，也不可能。因此，制订合理的卫生标准，将噪声强度限制在一定范围之内，是防止噪声危害的重要措施之一。我国现阶段执行的《工作场所有害因素职业接触限值 第2部分：物理因素》(GBZ 2.2—2007) 规定，噪声职业接触限值为每周工作5 d，每天工作8 h，稳态噪声限值为85 dB(A)，非稳态噪声等效声级的限值为85 dB(A)；每周工作日不足5 d，需计算40 h等效声级，限值为85 dB(A)。

4. 个体防护

如果因为各种原因，生产场所的噪声强度不能得到有效控制，需要在高噪声条件下工作时，佩戴个体防护用品是保护劳动者听觉器官的一项有效措施。最常用的是耳塞，一般由橡胶或软塑料等材料制成，其根据人体外耳道形状，设计大小不等的各种型号，隔声效果可达 20 ~ 35 dB(A)。此外，还有耳罩、帽盔等，其隔声效果优于耳塞，可达 30 ~ 40 dB(A)，但佩戴时不够方便，成本也较高，普遍采用存在一定的困难。在某些特殊环境，由于噪声强度很大，需要将耳塞和耳罩合用，使工作人员听觉器官实际接触的噪声低于85 dB(A)，以保护作业人员的听力。

5. 健康监护

定期对接触噪声工人进行健康检查，特别是听力检查，观察听力变化情况，以便早期发现听力损伤，及时采取有效的防护措施。从事噪声作业的工人应进行就业前体检，取得听力的基础资料，便于以后的观察、比较。凡有听觉器官疾患、中枢神经系统和心血管系统器质性疾患或植物神经功能失调者，不宜从事强噪声作业。在对噪声作业工人定期进行体检时，发现高频听力下降者，应注意观察。对于上岗前听力正常，接触噪声1年便出现高频段听力改变，即在 3000 Hz、4000 Hz、6000 Hz 任一频率任一耳听阈达 65 dB(HL) 者，应调离噪声作业岗位。对于诊断为轻度以上噪声聋者，更应尽早调离噪声作业岗位，并定期进行健康检查。

6. 合理安排劳动和休息

噪声作业应避免加班或连续工作时间过长，否则容易加重听觉疲劳。有条件的可适当安排工间休息，休息时应离开噪声环境，使听觉疲劳得以恢复。噪声作业人员要合理安排工作以外的时间，在休息时间内尽量减少或避免接触较强的噪声，包括音乐，同时保证充足的睡眠。

<h1 style="text-align:center">第四节　一　氧　化　碳</h1>

一、一氧化碳的来源及危害

（一）一氧化碳的来源

一氧化碳在含碳物质氧化不全、以一氧化碳为原料的作业和环境中会遇到，如炼焦、金属冶炼、窑炉。一氧化碳的产生环节（部位）见表4-4。

表4-4　一氧化碳的产生环节（部位）

序号	生产工艺		产　生　环　节(部　位)
1	烧结		一氧化碳管道、闸阀存在的区域
2	炼焦	炼焦	炉顶：炼焦装煤、扫炉盖 炉侧：出炉、推焦、拦焦、熄焦、调火
			测温、上升管
3	炼铁	炼铁	炉前操作、铁口、渣口、炼铁、天车、高炉配管、翻渣
		热风炉	热风炉、煤气取样
4	轧钢	原料	均热、加热、冷轧淬火
		精整	重轨加工：淬火
		金属材料热处理	钢材热处理：装出炉、温度调整、司炉、铅锅

（二）一氧化碳对人体的危害

一氧化碳是最常见的窒息性气体，因其无色、无味、无臭、无刺激性，故无警示作用，易于忽略而致中毒。急性一氧化碳中毒亦称煤气中毒，是我国最常见、发病和死亡人数最多的急性职业中毒，也是常见的生活性中毒之一，北方冬季尤为常见。

中枢神经系统（CNS）对缺氧最敏感。一氧化碳的毒作用会影响 O_2 和能量供应，导致人体出现以中枢神经系统损害为主、伴不同并发症的症状与体征。吸入一氧化碳气体可引起急性中毒、急性一氧化碳中毒迟发脑病（神经精神后发症）和慢性损害。

1. 急性中毒

急性中毒是吸入较高浓度一氧化碳后引起的急性脑缺氧性疾病，起病急、潜伏期短，主要表现为急性脑缺氧所致的中枢神经损伤。少数患者可有迟发的神经精神症状，部分患者也可有其他脏器的缺氧性改变。中毒程度与血液中 HbCO 浓度有关。

（1）轻度中毒：以脑缺氧反应为主要表现。表现为头痛、头昏、失眠、耳鸣、眼花、视力模糊、颈部压迫感和搏动感，并可有恶心、呕吐、心悸、胸闷和四肢无力、步态不稳等症状，可有意识模糊、嗜睡、朦胧、短暂昏厥甚至谵妄状态等轻度至中度意识障碍，但无昏迷。血液中 HbCO 浓度可高于 10%。经治疗，症状可迅速消失。

（2）中度中毒：在轻度中毒的基础上出现面色潮红，口唇、指甲、皮肤黏膜呈樱桃红色（面颊、前胸、大腿内侧尤为明显），多汗、烦躁、心跳加速、心律失常、血压先升高后降低，一时性感觉 – 运动分离，嗜睡、短暂昏厥或不同程度的意识障碍、大小便失禁、抽搐或强直、瞳孔对光反应、角膜反射及腱反射减弱或消失等深浅程度不同的昏迷，但昏迷持续时间短，经脱离中毒现场并抢救可较快苏醒。部分患者脑电图有异常。血液中 HbCO 浓度可高于 30%。经抢救可较快清醒，恢复后一般无并发症和后遗症。

因 HbCO 为鲜红色，故患者皮肤黏膜在中毒之初呈樱红色，与其他缺氧不同，这是其临床特点之一；另外全身乏力显著，即使患者尚虽清醒，却已难以行动，不能自救。

（3）重度中毒：重度中毒症状进一步加重，因脑水肿而迅速进入深度昏迷或去大脑皮层状态，昏迷可持续十几个小时，甚至几天；肤色因末梢循环不良而呈灰白色或青紫色；呼吸、脉搏由弱、快变为慢而不规则，甚至停止，心音弱而低钝，血压下降；瞳孔缩小，瞳孔对光反射等各种反射迟钝或消失，可出现病理反射；初期四肢肌张力增高、牙关紧闭、阵发性强直性全身痉挛，晚期肌张力显著降低，瞳孔散大，大小便失禁，可因呼吸麻痹而死亡。经抢救存活者可有严重并发症及后遗症，如脑水肿、脑出血、脑梗死、癫痫、休克；心肌损害、横纹肌溶解、筋膜间隙综合征；水电解质紊乱；肺炎、肺水肿、呼吸衰竭，肺内可出现湿啰音；消化道出血；皮肤水疱、红斑或类似烫伤的片状红肿、肌肉肿胀坏死；锥体系或锥体外系损害等脑局灶损害症状，以精神意识障碍为主要表现的一氧化碳神经精神后发症或迟发脑病等严重并发症，多数有脑电图异常，肝、肾损害等，出现肝大、黄疸、氨基转移酶及血尿素氮升高、蛋白尿等；血液中 HbCO 浓度可高于 50%。

如继发脑水肿（意识障碍加重，出现抽搐或去大脑强直，病理反射阳性，脑电图慢波增多或视神经乳头水肿）、肺水肿、呼吸衰竭、休克、严重心肌损害或上消化道出血，皆提示病情严重。

（4）其他系统损害：出现脑外其他器官异常，如皮肤红斑或水疱、肌肉肿痛、心电图或肝、肾功能异常，单神经病或听觉前庭器官损害等。较中枢神经症状出现晚，仅见于部分患者，病变一般较轻，多为一过性、暂时性。

2. 急性一氧化碳中毒迟发脑病

急性一氧化碳中毒迟发脑病是指少数急性一氧化碳中毒意识障碍恢复后，经 2～60 天的"假愈期"，又出现严重的神经精神和意识障碍症状。包括：痴呆、谵妄或去大脑皮层状态；锥体外系障碍，出现帕金森综合征表现；锥体系损害，出现偏瘫、病理反射阳性或大小便失禁等；大脑皮层局灶性功能障碍，如失语、失明等，或出现继发性癫痫。重者生活不能自理甚至死亡。头颅 CT 检查脑部可见病理性密度减低区，脑电图可见中、高度异常。因表现出"双相"的临床过程，有人也称为"急性一氧化碳中毒神经精神后发症"。

约 10% 的患者可发生此病，部分患者经治疗后可恢复，有些则会留下严重后遗症。

发生迟发脑病的危险因素：急性期病情重、昏迷时间长、苏醒后头晕和乏力持续时间长、休息不够充分、治疗处理不当、高龄、有高血压病史、脑力劳动者、精神刺激。

3. 后遗症

后遗症直接由急性期延续而来，有神经衰弱、震颤麻痹、偏瘫、偏盲、失语、吞咽困难、智力障碍、中毒性精神病或去大脑强直等症状。部分患者可发生继发性脑病。

4. 慢性影响

一氧化碳是否可引起慢性中毒尚有争论。有人认为可出现神经和心血管系统损害，如神经衰弱综合征，表现为头痛、头晕、耳鸣、无力、记忆力减退、睡眠障碍等，以及心律失常、心肌损害和动脉粥样硬化等。

二、一氧化碳危害的防控措施

发生窒息性气体中毒事故的主要原因是：设备缺陷和使用中发生"跑、冒、滴、漏"；缺乏安全作业规程或违章操作；家庭室内采用煤炉取暖而未能良好通风。

中毒死亡多发生在现场或送医院途中。现场死亡除窒息性气体浓度高外，主要由于不明发生窒息事故的原因，不作通风，缺乏急救的安全措施而致施救者也窒息死亡；缺乏有效的防护面具；劳动组织不善，在窒息性气体环境单独操作而得不到及时发现与抢救，或窒息昏倒于水中溺死。据此，预防窒息性气体中毒的重点在于：

（1）严格管理制度，制订并严格执行安全操作规程。

（2）经常检修煤气发生炉和管道等设备，以防漏气，会产生一氧化碳的工作场所必须具有良好的通风设备。

（3）窒息性气体环境设置警示标识，装置自动报警设备，如一氧化碳报警器等。

（4）加强卫生宣教，做好上岗前安全与健康教育，普及急救互救知识。

（5）添置有效的防护面具，并定期维修与检测。

（6）严格执行职业卫生标准的规定，非高原区：一氧化碳的时间加权平均容许浓度（PC – TWA）为 20 mg/m³；高原区：海拔 2000～3000 m 最高容许浓度为 20 mg/m³，海拔大于 3000 m 最高容许浓度为 15 mg/m³。

（7）加强个人防护。进入一氧化碳浓度高的环境工作时，要佩戴特制的防毒面具，两人同时工作，以便监护和互助。

第四章 冶金企业主要职业病危害因素识别及控制

第五章
冶金企业劳动防护用品

第一节　个体防护用品的概念及分类

一、个体防护用品的概念

个体防护是在生产条件无法消除各种危险和职业病危害因素的情况下，为保障从业人员的安全与健康所设置的最后一道防线。个体防护用品是指从业人员在劳动中为防御物理、化学、生物等外界因素伤害所穿戴、配备以及涂抹、使用的各种物品的总称。人类在生产过程中存在各种危险和有害因素，概括起来主要分为三类。

（1）化学性因素，如有毒气体、有毒液体、有毒性粉尘与气溶胶、腐蚀性液体等。

（2）物理性因素，如噪声、震动、静电、触电、电离辐射、非电离辐射、物体打击、坠落、高温液体、高温气体、明火、恶劣气候作业环境（高温、低温、高湿）、病毒（森林脑炎病毒）、传染病媒介物等。

（3）生物性因素，主要包括生产原料和作业环境中存在的对职业人群产生有害作用的致病微生物、寄生虫、动植物等及其所产生的生物活性物质。

生产和生活中存在各种危险和有害因素，会伤害人的身体、损害健康，甚至危及生命。因此，应采取技术措施和个体防护措施保障人的安全和健康。必须配备合格的产品，保证选型正确、维护得当，并充分考虑个体防护用品的舒适性，使得员工愿意佩戴、正确使用，也应当定期更新与检修，这样才能更好地保护从业人员的健康。

需要指出的是，个体防护用品只是劳动防护的最后一道防线。个体防护用品的配备和使用，不能替代作业环境和劳动条件的根本性改善措施（如材料、工艺的改进，工程技术措施，管理措施等），不能成为逃避采取根本性措施或降低根本性措施实施力度的借口或依靠。

二、个体防护用品的分类

个体防护用品的种类很多，由于各部门和使用单位对个体防护用品要求不同，分类方法也不一样。生产个体防护用品的企业和商业采购部门，通常按原材料分类，以利安排生产，组织进货。个体防护用品商店和使用单位为便于经营和选购，通常按防护功能分类。而管理部门和科研单位，从劳动卫生学角度，通常按防护部位分类。我国对个体防护用品采用以人体防护部位为法定分类标准（《个体防护用品分类与代码》），共分为九大类。既保持了个体防护用品分类的科学性，同国际分类统一，又照顾了个体防护用品防护功能和材料分类的原则。

1. 按用途分类

（1）以防止伤亡事故为目的安全防护用品。主要包括：防坠落用品，如安全带、安全网等；防冲击用品，如安全帽、防冲击护目镜等；防触电用品，如绝缘服、绝缘鞋、等电位工作服等；防机械外伤用品，如防刺、割、绞碾、磨损用的防护服、鞋、手套等；防酸碱用品，如耐酸碱手套、防护服和靴等；耐油用品，如耐油防护服、鞋和靴等；防水用品，如胶制工作服、雨衣、雨鞋和雨靴、防水保险手套等；防寒用品，如防寒服、鞋、帽、手套等。

（2）以预防职业病为目的的劳动卫生防护用品。主要包括：防尘用品，如防尘口罩、防尘服等；防毒用品，如防毒面具、防毒服等；防放射性用品，如防放射性服、铅玻璃眼镜等；防热辐射用品，如隔热防火服、防辐射隔热面罩、电焊手套、有机防护眼镜等；防噪声用品，如耳塞、耳罩、耳帽等。

2. 按人体防护部位分类

1）头部防护用品

头部防护用品是为防御头部不受外来物体打击和其他因素危害而配备的个体防护装备。根据防护功能要求，主要有一般防护帽、防尘帽、防水帽、防寒帽、安全帽、防静电帽、防高温帽、防电磁辐射帽、防昆虫帽等九类产品。

2）呼吸器官防护用品

呼吸器官防护用品是为防御有害气体、蒸气、粉尘、烟、雾经呼吸道吸入，或直接向使用者供氧（或清洁空气），保证尘、毒污染或缺氧环境中作业人员正常呼吸的防护用具。呼吸器官防护用品主要分为防尘口罩和防毒口罩（面具）两类，按功能又可分为过滤式和隔离式两类。

3）眼面部防护用品

眼面部防护用品是预防烟雾、尘粒、金属火花和飞屑、热、电磁辐射、激光、化学飞溅物等因素伤害眼睛或面部的个体防护用品。眼面部防护用品种类很多，根据防护功能，大致可分为防尘、防水、防冲击、防高温、防电磁辐射、防射线、防化学飞溅、防风沙、防强光九类。目前我国普遍生产和使用的眼面部防护用品主要有焊接护目镜和面罩、炉窑护目镜和面罩以及防冲击眼护具等三类。

4）听觉器官防护用品

听觉器官防护用品是能防止过量的声能侵入外耳道，使人耳避免噪声的过度刺激，减少听力损失，预防由噪声对人身引起的不良影响的个体防护用品。听觉器官防护用品主要有耳塞、耳罩和防噪声头盔等三类。

5）手部防护用品

手部防护用品是具有保护手和手臂功能的个体防护用品，通常称为劳动防护手套。手部防护用品按照防护功能分为十二类，即一般防护手套、防水手套、防寒手套、防毒手套、防静电手套、防高温手套、防 X 射线手套、防酸碱手套、防油手套、防振手套、防切割手套、绝缘手套。每类手套按照制作材料不同又分为多种。

6）足部防护用品

足部防护用品是防止生产过程中有害物质和能量损伤劳动者足部的护具，通常称为劳动防护鞋。足部防护用品按照防护功能分为防尘鞋、防水鞋、防寒鞋、防足趾鞋、防静电鞋、防高温鞋、防酸碱鞋、防油鞋、防烫脚鞋、防滑鞋、防刺穿鞋、电绝缘鞋、防振鞋等十三类，每类鞋根据材质不同又分为多种。

7）躯干防护用品

躯干防护用品就是通常讲的防护服。根据防护功能，防护服分为一般防护服、防水服、防寒服、防砸背心、防毒服、阻燃服、防静电、防高温服、防电磁辐射服、耐酸碱服、防油服、水上救生衣、防昆虫服、防风沙服等十四类，每一类又可根据具体防护要求或材料分为不同品种。

8）护肤用品

护肤用品是用于防止皮肤（主要是面、手等外露部分）免受化学、物理等因素危害的个体防护用品。按照防护功能，护肤用品分为防毒、防腐、防射线、防油漆及其他类。

9）防坠落用品

防坠落用品是指防止人体从高处坠落的整体及个体防护用品。个体防护用品是通过绳带，将高处作业者的身体系接于固定物体上；整体防护用品是在作业场所的边沿下方张网，以防不慎坠落，主要有安全网和安全带两种。安全网是应用于高处作业场所边侧立装或下方平张的防坠落用品，用于防止及挡住人和物体坠落，使操作人员避免或减轻伤害的集体防护用品。安全网根据安装形式和目的分为立网和平网。安全带按使用方式分为围杆安全带和悬挂、攀登安全带两类。

第二节 个体防护用品的选用原则及防护性能

一、基本原则

个体防护用品选择得正确与否，关系到其防护性能的发挥和劳动者生产作业的效率两个方面。一方面，选择的个体防护用品必须具备充分的防护功能；另一方面，其防护性能必须适当，因为劳动防护用具操作的灵活性、使用的舒适度与其防护功能之间，具有相互影响的关系。

二、个体防护用品的防护性能

常用个体防护用品及其防护性能见表5-1。

表5-1 常用个体防护用品及其防护性能

种类	编号	名 称	防 护 性 能
头部防护	A01	工作帽	防头部擦伤，防头发被绞碾
	A02	安全帽	防御物体对头部造成冲击、刺穿、挤压等伤害
	A03	披肩帽	防止头部、脸和脖子被散发在空气中的微粒污染

表 5-1（续）

种类	编号	名　称	防　护　性　能
呼吸器官防护	B01	防尘口罩	用于空气中含氧 19.5% 以上的粉尘作业环境，防止吸入一般性粉尘，防御颗粒物等危害呼吸系统或眼面部
	B02	过滤式防毒面具	利用净化部件的吸附、吸收、催化或过滤等作用除去环境空气中有害物质后作为气源的防护用品
	B03	长管式防毒面具	使佩戴者呼吸器官与周围空气隔绝，并通过长管得到清洁空气供呼吸的防护用品
	B04	空气呼吸器	防止吸入对人体有害的毒气、烟雾、悬浮于空气中的有害污染物或在缺氧环境中使用
眼面部防护	C01	一般防护眼镜	戴在脸上并紧紧围住眼眶，对眼起一般的防护作用
	C02	防冲击护目镜	防御铁屑、灰砂、碎石对眼部产生的伤害
	C03	防放射性护目镜	防御 X 射线、电子流等电离辐射对眼部的伤害
	C04	防强光、紫（红）外线护目镜或面罩	防止可见光、红外线、紫外线中的一种或几种对眼的伤害
	C05	防腐蚀液眼镜/面罩	防御酸、碱等有腐蚀性化学液体飞溅对人眼/面部产生的伤害
	C06	焊接面罩	防御有害弧光、熔融金属飞溅或粉尘等有害因素对眼睛、面部的伤害
听觉器官防护	D01	耳塞	防止暴露在强噪声环境中的工作人员的听力受到损伤
	D02	耳罩	适用于暴露在强噪声环境中的工作人员，以保护听觉、避免噪声过度刺激，在不适合戴耳塞时使用。一般在噪声大于 100 dB(A) 时使用
手部防护	E01	普通防护手套	防御摩擦和脏污等普通伤害
	E02	防化学品手套	具有防毒性能，防御有毒物质伤害手部
	E03	防静电手套	防止静电积聚引起的伤害
	E04	耐酸碱手套	用于接触酸（碱）时戴用，免受酸（碱）伤害
	E05	防放射性手套	具有防放射性能，防御手部免受放射性伤害
	E06	防机械伤害手套	保护手部免受磨损、切割、刺穿等机械伤害
	E07	隔热手套	防御手部免受过热或过冷伤害
	E08	绝缘手套	使作业人员的手部与带电物体绝缘，免受电流伤害
	E09	焊接手套	防御焊接作业的火花、熔融金属、高温金属辐射对手部的伤害

表 5 - 1（续）

种类	编号	名　称	防　护　性　能
足部防护	F01	防砸鞋	保护脚趾免受冲击或挤压伤害
	F02	防刺穿鞋	保护脚底，防足底刺伤
	F03	防水胶靴	防水、防滑和耐磨的胶鞋
	F04	防寒鞋	鞋体结构与材料都具有防寒保暖作用，防止脚部冻伤
	F05	隔热阻燃鞋	防御高温、熔融金属火化和明火等伤害
	F06	防静电鞋	鞋底采用静电材料，能及时消除人体静电积累
	F07	耐酸碱鞋	在有酸碱及相关化学品作业中穿用，用各种材料或复合型材料做成，保护足部，防止化学品飞溅所带来的伤害
	F08	防滑鞋	防止滑倒，用于登高或在油渍、钢板、冰上等湿滑地面上行走
	F09	绝缘鞋	在电气设备上工作时作为辅助安全用具，防触电伤害
	F10	焊接防护鞋	防御焊接作业的火花、熔融金属、高温辐射对足部的伤害
	F11	防护鞋	具有保护特征的鞋，用于保护穿着者免受意外事故引起的伤害，装有保护包头
躯干防护	G01	一般防护服	以织物为面料，采用缝制工艺制成，起一般性防护作用
	G02	防静电服	能及时消除本身静电积聚危害，用于可能引发电击、火灾及爆炸危险场所穿用
	G03	阻燃防护服	用于作业人员从事有明火、散发火花、在熔融金属附近操作有热辐射和对流热的场合和在有易燃物质并有着火危险的场所穿用，在接触火焰及炙热物体后，一定时间内能阻止本身被点燃、有焰燃烧和阴燃
	G04	化学品防护服	防止危险化学品的飞溅和与人体接触对人体造成的伤害
	G05	防尘服	以透气性织物或材料制成，防止一般性粉尘对皮肤的伤害，能防止静电积聚
	G06	防寒服	具有保暖性能，用于冬季室外作业人员或常年低温作业环境人员的防寒
	G07	防酸碱服	用于从事酸碱作业人员穿用，具有防酸碱性能
	G08	焊接防护服	用于焊接作业，防止作业人员遭受熔融金属飞溅及其热伤害
	G09	防水服（雨衣）	以防水橡胶涂覆织物为面料，防御水透过和漏入
	G10	防放射性服	具有防放射性性能，防止放射性物质对人体的伤害
	G11	绝缘服	可防 7000 V 以下高电压，用于带电作业时的身体防护
	G12	隔热服	防止高温物质接触或热辐射伤害

第五章　冶金企业劳动防护用品

表5-1（续）

种类	编号	名　称	防　护　性　能
坠落防护	H01	安全带	用于高处作业、攀登及悬吊作业，保护对象为体重及负重之和最大100 kg的使用者，可以减小高处坠落时产生的冲击力，防止坠落者与地面或其他障碍物碰撞，有效控制整个坠落距离
	H02	安全网	用来防止人、物坠落，或用来避免、减轻坠落物及物击伤害

三、冶金企业主要的个体防护用品

1. 防护口罩

口罩的作用是防止有害化学物质通过呼吸系统进入人体。在选择防护口罩时应考虑下列因素：①污染物的性质；②作业场所污染物可能达到的最高浓度；③舒适性；④适合工种的性质，且能消除对健康的危害；⑤适合工人的脸型，能保证佩戴严密，防止漏气。

防护口罩主要分为自吸过滤式和送风隔离式两种类型。

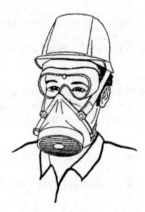
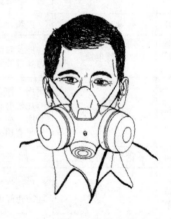

图5-1　粉尘面具呼吸器　　　　图5-2　半面罩式滤毒盒式呼吸器

自吸过滤式防护口罩净化空气的原理是吸附或过滤空气，使空气中的有害物质不能通过口罩，保证进入呼吸系统的空气是净化过的。口罩中的净化装置是由滤膜或吸附剂组成的，滤膜用来滤掉空气中的粉尘（图5-1），吸附剂用来吸附空气中的有害气体、雾、蒸气等（图5-2）。这些防护口罩又可分为半面式和全面式，半面式用来遮住口、下巴、鼻；全面式可遮住整个面部包括眼。没有哪一种防护口罩是万能的，能防护所有的有害物质。不同性质的有害物质需要选择不同的过滤材料和吸附剂。为了取得最佳防护效果，正确选择防护口罩至关重要，可以从防护口罩生产厂家获得这方面信息。

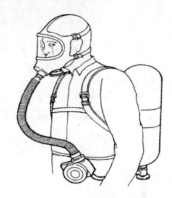

送风隔离式防护口罩是使人的呼吸道与被污染的作业环境中的空气隔离，通过导气管或空气压缩机将未被污染场所的新鲜空气送入防护口罩或通过导管将便携式气瓶内的压缩空气、液化空气或氧气送入防护口罩，对使用者能够提供最有效的防护。图5-3所示的呼吸器（SCBA），其面罩常设计为全面罩。

为了确保防护口罩的使用效果，必须培训工人如何正确佩戴、保管和维护所使用的

图5-3 自给式呼吸器（SCBA）

防护口罩。佩戴一个未正确保养的防护口罩比不佩戴防护口罩更危险。

2. 其他个体防护用品

为了防止由于化学物质的溅射以及化学尘、烟、雾、蒸气等所导致的眼和皮肤伤害，也需要使用适当的防护用品或护具。

眼面部护具主要有安全眼镜、护目镜（图5-4）以及用于防护腐蚀性液体、固体和蒸气对面部产生伤害的面罩（图5-5）。

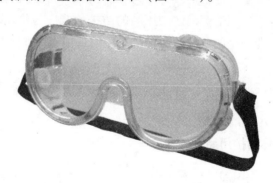

图5-4 用于保护眼睛的护目镜

用抗渗透材料制作的防护手套、围裙、靴和工作服，可用来消除与化学毒物接触对皮肤产生的伤害。用于制造这类防护用品的材料很多，作用不同，正确选择很重要。如棉布手套、皮革手套主要用于防灰尘，橡胶手套主要用于防

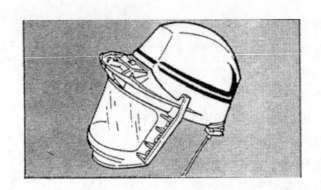

图 5 - 5 用于保护眼睛及面部的面罩

腐蚀性物质。

四、冶金企业劳动防护用品选用及配备

《个体防护装备选用规范》(GB/T 11651—2008)、《个体防护装备配备基本要求》(GB/T 29510—2013)等国家标准,对劳动防护用品的选用、基本配备以及使用和报废进行了详细规定。

企业应组织生产、安全等管理部门的人员以及其他相关人员,对企业进行全面的危险、有害因素辨识,识别作业过程中的潜在危险、有害因素,确定进行各种作业时危险、有害因素的存在形态、分布情况等,并为作业人员选择配备相应的劳动防护用品;且所选用的劳动防护用品的防护性能应与作业环境存在的风险相适应,能满足作业安全的要求。劳动防护用品选用程序如图 5 - 6 所示。

第三节 个体防护用品的使用管理

一、建立个体防护用品配备标准

用人单位应根据不同的生产环境、工种,为作业人员配备相应的个体防护用品,明确发放周期,并根据发放标准配备、组织采购。

二、个体防护用品的采购、验收

(1) 要求生产厂商提供工业产品生产许可证、安全生产许可证,并尽可能得到原件,留存复印件。

（2）每件特种个体防护用品上应有生产厂商所在的省级个体防护用品监督检验机构发放的安全鉴定证。

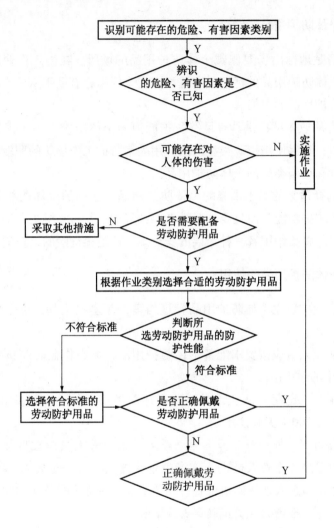

图5-6 劳动防护用品选用程序

（3）每件产品上应有产品合格证。产品合格证上至少提供以下信息：产品名称或产品标记、制造厂名、规格型号、生产日期、许可证编号。

（4）省级个体防护用品监督检验机构出具的与生产日期相符的批量检验报告或监督检查报告原件，留存复印件。

(5) 经营单位应有省级安全生产监督管理部门统一核发的特种个体防护用品定点销售证书，否则为非法经营单位。

三、个体防护用品的发放

(1) 清楚地标出需要佩戴个体防护用品的场所。在生产作业现场，作出需要使用个体防护用品的标记或布置相应安全标志，有助于从业人员养成自觉使用个体防护用品的习惯。

(2) 为从业人员提供具有足够防护能力的个体防护用品。识别每个场所的危害类型；确保使用正确类型的防护用品来防护工作场所的职业病危害；提供足够数量和正确类型的个体防护用品。

(3) 选择适宜的易于维修的个体防护用品。选用的个体防护用品不仅要提供最好的防护功能，而且要使佩戴者感到舒适，并且易维护。使用不合适的个体防护用品将给使用者一种错误的安全感，这是很危险的，应避免。

四、个体防护用品的使用

(1) 企业应建立个体防护用品管理档案，并建立从业人员个体防护用品配发表。

(2) 从业人员应按要求配备个体防护用品，上岗作业时应按要求正确穿（佩）戴个体防护用品。

(3) 企业应定期对从业人员进行个体防护用品的正确佩戴和使用培训，保证从业人员 100% 正确使用。

(4) 临时工、外来务工及参观、学习、实习等人员应按照规定穿（佩）戴个体防护用品。外来人员进入现场由企业提供符合安全要求的个体防护用品，或由企业与进入现场的单位签订相关协议，明确应配备使用的个体防护用品，并要求进入现场的人员正确穿着或佩戴。

(5) 个体防护用品应在有效期内使用，对已不能起到有效防护作用的个体防护用品应及时更换；禁止使用过期和报废的个体防护用品。

五、个体防护用品的使用期限和报废管理

1. 使用期限

个体防护用品的使用期限与作业场所环境、个体防护用品使用频率、个体

防护用品自身性质等多方面因素有关。一般来说，使用期限应考虑以下三个方面的影响：

（1）腐蚀程度。根据不同作业对个体防护用品的磨损可划分为重腐蚀作业、中腐蚀作业和轻腐蚀作业。腐蚀程度反映了作业环境和工种使用情况。

（2）损耗情况。根据防护功能降低的程度可分为易受损耗、中等受损耗和强制性报废。受损耗情况反映了防护用品的防护性能情况。

（3）耐用性能。根据使用周期可分为耐用、中等耐用和不耐用。耐用性能反映了个体防护用品的材质状况，如用耐高温阻燃纤维织物制成的阻燃防护服要比用阻燃剂处理的阻燃织物制成的阻燃防护服耐用。

2. 报废管理

（1）个体防护用品的报废应按照个体防护用品的报废程序进行。

（2）符合下述条件之一的个体防护用品应报废：①个体防护用品在使用或保管储存时遭到破损或变形，影响防护功能的；②个体防护用品达到报废期限的；③所选用的个体防护用品经定期检验或抽查不合格的；④使用说明中规定的其他报废条件。

（3）对国家规定应进行定期强检的个体防护用品，如绝缘鞋、绝缘手套等，应按有效防护功能最低指标和有效使用期的要求实行强制定检；检测应委托具有检测资质的部门完成，并出具检测合格报告；对国家未规定应定期强检的个体防护用品，如安全帽、防护镜、面罩、安全带等，应按有效防护功能最低指标和有效使用期的要求对同批次的个体防护用品定期进行抽样检测。检测合格的方可继续使用，不合格的予以报废处理。

（4）报废后的个体防护用品应立即封存，建立封存记录，并采取妥善措施予以处理。

第六章
劳动者职业卫生权利与义务

劳动安全卫生是劳动关系的重要组成部分，也是关系到经济发展和社会稳定的重大问题。职业健康是劳动者的重要权益，而为了维护自身安全健康，劳动者也要承担相应义务，对此我国法律有很多明确规定。

第一节　法律法规对劳动者职业卫生权利与义务的规定

《宪法》《劳动法》《劳动合同法》《职业病防治法》等法律都规定了劳动者职业卫生的权利和义务，综合各法的相关规定，劳动者在职业卫生方面的主要权利有：①获得职业卫生培训教育；②获得职业卫生防护；③接受职业健康检查、职业病诊疗、康复服务；④知情权（危害、危害后果、防护条件）；⑤要求改善工作条件；⑥拒绝强令违章操作、冒险作业；⑦批评、检举、控告；⑧参与民主管理；⑨享受国家规定的工伤保险待遇；⑩要求并获得健康损害赔偿。

一、劳动者的职业卫生教育、培训的权利与义务

法律规定：企业负责人要依法接受职业卫生培训，遵守职业病防治法律、法规，组织本单位的职业健康工作。企业应当对劳动者进行上岗前的职业卫生培训和在岗期间的定期职业卫生培训，普及职业卫生知识，督促劳动者遵守职业病防治法律、法规、规章和操作规程，指导劳动者正确使用职业病防护设备和个人使用的职业病防护用品。按照法律要求，企业要制定职业健康教育培训计划，针对新老员工、特殊作业人员和岗位职业病危害因素的不同，组织开展不同形式、层次和内容的职业健康教育培训，提高劳动者的职业健康法律知识和防护技能，做到遵守职业病防治法律、法规、规章和操作规程，

正确使用、维护职业病防护设备和个人使用的职业病防护用品。企业的职业卫生教育培训计划、教学计划、课程教案、个人考试测试试卷和成绩要建档保存。

　　劳动者有参加企业和各有关方面组织的劳动安全卫生教育培训的义务，应当学习和掌握相关的职业卫生知识，做到遵守职业病防治法律、法规、规章和操作规程，正确使用、维护职业病防护设备和个人使用的职业病防护用品，发现职业病危害事故隐患应当及时报告。劳动者不履行规定参加职业卫生教育培训义务的，企业应当对其进行教育。

二、劳动者的职业健康检查、职业病诊疗、康复等防治服务权利

1. 职业健康检查

　　依照法律规定，企业在安排劳动者从事接触职业病危害岗位作业之前要组织其进行职业健康检查，以发现劳动者是否已受到职业伤害或者有职业禁忌。职业健康检查费用由企业承担并要将检查结果如实告知劳动者。企业不得安排未经上岗前职业健康检查的劳动者从事接触职业病危害的作业，不得安排有职业禁忌的劳动者从事其所禁忌的作业。

　　企业要依法组织从事接触职业病危害岗位作业的劳动者，按照所接触职业病危害因素种类不同要求的检查周期进行职业健康检查，以检查劳动者健康状况和是否受到职业伤害。企业承担职业健康检查费用并要将检查结果如实告知劳动者。企业对在职业健康检查中发现有与所从事的职业相关的健康损害的劳动者，应当调离原工作岗位，安排其他适宜的工作，不得因此解除或者终止劳动合同。

　　当劳动者要离开企业或者调离职业病危害岗位时，企业要组织离岗职业健康检查，以确定劳动者健康状况和是否受到职业伤害。企业应承担职业健康检查费用并要将检查结果如实告知劳动者。对于检出受到职业病危害的、在本企业患职业病并被确认丧失或者部分丧失劳动能力的和未进行离岗前职业健康检查的劳动者，企业不得解除或者终止劳动合同。

　　职业健康检查不同于普通医学健康检查，应当由省级以上人民政府卫生行政部门批准的医疗卫生机构承担。

　　《职业病防治法》第三十六条规定："用人单位应当为劳动者建立职业健康监护档案，并按照规定的期限妥善保存。职业健康监护档案应当包括劳动者

的职业史、职业病危害接触史、职业健康检查结果和职业病诊疗等有关个人健康资料。劳动者离开用人单位时，有权索取本人职业健康监护档案复印件，用人单位应当如实、无偿提供，并在所提供的复印件上签章。"

依照法律规定，职业健康检查结果要载入劳动者职业健康档案，企业接触职业病危害因素人员职业健康检查结果要载入企业职业卫生档案。

2. 职业病诊疗和康复治疗等服务

依照《职业病防治法》，劳动者可以在用人单位所在地、本人户籍所在地或者经常居住地，经省级以上人民政府卫生行政部门批准的医疗卫生机构进行职业病诊断。具有资质的职业病诊断机构综合分析病人的职业史、职业病危害接触史和现场危害调查与评价、临床表现以及辅助检查结果等情况后作出是否患有职业病的诊断。法律规定"没有证据否定职业病危害因素与病人临床表现之间的必然联系的，在排除其他致病因素后，应当诊断为职业病"。

依法如实提供职业病诊断、鉴定需要的有关职业卫生和健康监护等资料是企业的法定义务，劳动者和有关机构也应当提供有关的资料。

医疗卫生机构发现疑似职业病病人时，应当告知劳动者本人并及时通知企业。企业应当及时安排对疑似职业病病人进行诊断；在疑似职业病病人诊断或者医学观察期间，不得解除或者终止与其订立的劳动合同。企业依法承担疑似职业病病人在诊断、医学观察期间的费用。

职业病诊断标准和职业病诊断、鉴定办法由国务院卫生行政部门制定。职业病伤残等级的鉴定办法由国务院劳动保障行政部门会同国务院卫生行政部门制定。

职业病病人依法享受国家规定的职业病待遇。职业病病人的诊疗、康复费用，伤残以及丧失劳动能力的职业病病人的社会保障，按照国家有关工伤保险的规定执行。企业要依法安排职业病病人进行治疗、康复和定期检查。对不适宜继续从事原工作的职业病病人，企业要依法调整岗位，并妥善安置。

《工伤保险条例》第六十二条规定："用人单位依照本条例规定应当参加工伤保险而未参加的，由社会保险行政部门责令限期参加，补缴应当缴纳的工伤保险费，并自欠缴之日起，按日加收万分之五的滞纳金；逾期仍不缴纳的，处欠缴数额 1 倍以上 3 倍以下的罚款。依照本条例规定应当参加工伤保险而未参加工伤保险的用人单位职工发生工伤的，由该用人单位按照本条例规定的工伤保险待遇项目和标准支付费用。"劳动者被诊断患有职业病，但企业没有依法参加工伤保险的，其医疗和生活保障由该企业承担。职业病病人依法享有的待遇不因工作单位变动而改变。用人单位在发生分立、合并、解散、破产等情形时，应当对从事接触职业病危害作业的劳动者进行健康检查，并按照国家有关规定妥善安置职业病病人。

职业病病人除依法享有工伤保险外，依照有关民事法律，尚有获得赔偿的权利的，有权向用人单位提出赔偿要求。

当事人对职业病诊断有异议的，可以向作出诊断的医疗卫生机构所在地地方人民政府卫生行政部门申请鉴定。职业病诊断争议由设区的市级以上地方人民政府卫生行政部门根据当事人的申请，组织职业病诊断鉴定委员会进行鉴定。当事人对设区的市级职业病诊断鉴定委员会的鉴定结论不服的，可以向省、自治区、直辖市人民政府卫生行政部门申请再鉴定。

职业病诊断鉴定委员会由相关专业的专家组成。职业病诊断鉴定委员会应当按照国务院卫生行政部门颁布的职业病诊断标准和职业病诊断、鉴定办法进行职业病诊断鉴定，向当事人出具职业病诊断鉴定书。职业病诊断、鉴定费用由企业承担。

三、劳动者了解工作场所职业病危害因素、危害后果和防护措施的权利与义务

依照我国法律规定，劳动者有了解所从事工作相关情况的权利，也有向企业如实提供与劳动合同直接相关情况的义务。法律规定，企业要以多种形式向劳动者告知其所从事的工作情况。企业在招用劳动者时，要依法如实告知劳动者工作内容、工作条件、工作地点、职业病危害、安全生产状况、劳动报酬，以及劳动者要求了解的其他情况。企业要依法在存在职业病危害的工作岗位所在地点的醒目位置设置警示标识和中文警示说明，说明产生职业病危害的种类、危害后果、预防措施以及应急救治方法。企业要依法组织职业健康教育培训，提高劳动者的职业健康法律知识和防护技能。

然而，在所有形式的职业病危害告知中，最重要的是在依法订立的劳动合同中的告知和约定。

《职业病防治法》第三十三条规定："用人单位与劳动者订立劳动合同（含聘用合同，下同）时，应当将工作过程中可能产生的职业病危害及其后果、职业病防护措施和待遇等如实告知劳动者，并在劳动合同中写明，不得隐

瞒或者欺骗。劳动者在已订立劳动合同期间因工作岗位或者工作内容变，从事与所订立劳动合同中未告知的存在职业病危害的作业时，用人单位应当依照前款规定，向劳动者履行如实告知的义务，并协商变更原劳动合同相关条款。用人单位违反前两款规定的，劳动者有权拒绝从事存在职业病危害的作业，用人单位不得因此解除或者终止与劳动者所订立的劳动合同。"

法律还明确规定："用人单位对从事接触职业病危害的作业的劳动者，应当给予适当的岗位津贴。"

按照此项规定，企业在和劳动者订立劳动合同时，告知"工作过程中可能产生的职业病危害及其后果"，就是告诉劳动者所在工作岗位接触的职业病危害因素种类，可对身体造成什么伤害和产生的最严重后果（包括伤残和死亡）；告知"职业病防护措施"，就是告诉劳动者企业将为其采取的防护措施（包括防护设施设备和个体防护用品）的种类、数量、质量，要达到的防护效果和作业现场职业病危害因素的量化控制指标；告知相关"待遇"，就是告诉劳动者在存在职业病危害岗位工作的工资、福利等劳动报酬，特别是企业因其岗位存在职业病危害所给予的岗位津贴和保健。

所有这些内容都应该做出详细的、可操作的约定，并在合同文本中书面载明。不符合这些规定的劳动合同按照《劳动合同法》第二十六条规定："下列劳动合同无效或者部分无效：……（三）违反法律、行政法规强制性规定的"为无效合同。

四、劳动者民主管理、民主监督和要求改善工作条件的权利

按照我国法律，劳动者依照法律规定，通过职工大会、职工代表大会或者其他形式参与民主管理、实行民主监督，或者就保护劳动者合法权益与企业进行平等协商。企业在制定、修改或者决定有关劳动报酬、工作时间、休息休假、劳动安全卫生、保险福利、职工培训、劳动纪律以及劳动定额管理等直接涉及劳动者切身利益的规章制度或者重大事项时，应当经职工代表大会或者全体职工讨论，提出方案和意见，与工会或者职工代表平等协商确定。在规章制度和重大事项决定实施过程中，工会或者职工认为不适当的，有权向用人单位提出，通过协商予以修改完善。用人单位应当将直接涉及劳动者切身利益的规章制度和重大事项决定公示，或者告知劳动者。

企业法定代表人必须向职工代表大会报告劳动安全卫生工作。职工代表要

冶金企业从业人员

对企业法定代表人的劳动安全卫生工作报告和企业劳动安全卫生规划、措施进行审议并表决，就有关劳动安全卫生工作提出质询和建议。企业对职工代表的质询和建议必须作出郑重答复。

职工代表进入董事会、监事会，在企业决策机构中代表和维护包括劳动安全卫生权益在内的劳动者利益。

劳动者个人有权提出改善工作条件的要求，有权遵循合法、公平、平等自愿、诚实信用的原则，与企业就工作条件进行协商，订立或者修订劳动合同。依法订立的劳动合同具有约束力，企业与劳动者应当履行劳动合同约定的义务。

五、劳动者拒绝违章指挥、强令冒险作业的权利及遵章守纪的义务

为了保护劳动者的生命安全和身体健康，我国的很多法律都规定了劳动者有权拒绝违章指挥和强令冒险作业的，企业不得因劳动者拒绝违章指挥和强令冒险作业进行打击报复。《劳动合同法》明确规定："劳动者拒绝用人单位管理人员违章指挥、强令冒险作业的，不视为违反劳动合同。"

法律同时规定，劳动者有完成劳动任务，提高职业技能，执行劳动安全卫生规程，遵守劳动纪律和职业道德的义务。劳动者在劳动作业时，要严格遵守规章制度，严禁违章作业，以保护自己和工友的安全健康。

六、劳动者紧急避险的权利

当作业现场发现危及安全健康的情况时，劳动者有权提出避险要求；在紧急情况下，可以采取紧急避险行动，以避免发生人身伤亡和职业病危害事故，保证劳动者的生命安全和身体健康。劳动者的紧急避险行为不应视为违反劳动纪律。

对遭受或者可能遭受急性职业病危害的劳动者，企业应当及时组织救治、进行健康检查和医学观察，所需费用由企业承担。

七、劳动者批评、检举和控告违反法律、法规及危险行为的权利

为了维护劳动者的合法权益，我国的很多法律都规定了劳动者有权对违反法律、法规、标准、规范和危及劳动者安全健康的行为提出批评、检举和控告。企业不得因此对劳动者进行打击报复。

第二节　女工和未成年工的特殊保护

由于未成年人、怀孕和哺乳期女性以及胎儿、婴儿对更容易受到有毒有害物质的危害，所以《职业病防治法》第三十八条规定："用人单位不得安排未成年工从事接触职业病危害的作业；不得安排孕期、哺乳期的女职工从事对本人和胎儿、婴儿有危害的作业。"

《女职工劳动保护特别规定》对怀孕期和哺乳期女工的工作条件和禁忌作出了专门规定：女职工在孕期不能适应原劳动的，用人单位应当根据医疗机构的证明，予以减轻劳动量或者安排其他能够适应的劳动。对怀孕 7 个月以上的女职工，用人单位不得延长劳动时间或者安排夜班劳动，并应当在劳动时间内安排一定的休息时间。怀孕女职工在劳动时间内进行产前检查，所需时间计入劳动时间。对哺乳未满 1 周岁婴儿的女职工，用人单位不得延长劳动时间或者安排夜班劳动。用人单位应当在每天的劳动时间内为哺乳期女职工安排 1 小时哺乳时间；女职工生育多胞胎的，每多哺乳 1 个婴儿每天增加 1 小时哺乳时间。女职工在孕期禁忌从事的劳动范围：作业场所空气中铅及其化合物、汞及其化合物、苯、镉、铍、砷、氰化物、氮氧化物、一氧化碳、二硫化碳、氯、己内酰胺、氯丁二烯、氯乙烯、环氧乙烷、苯胺、甲醛等有毒物质浓度超过国家职业卫生标准的作业；从事抗癌药物、己烯雌酚生产，接触麻醉剂气体等的作业；体力劳动强度分级标准中规定的第三级、第四级体力劳动强度的作业。另外，女职工在哺乳期除上述孕期禁忌从事的劳动外，以下劳动范围也禁忌从事：作业场所空气中锰、氟、溴、甲醇、有机磷化合物、有机氯化合物等有毒物质浓度超过国家职业卫生标准的作业。

《女职工劳动保护特别规定》还规定：用人单位不得因女职工怀孕、生育、哺乳降低其工资、予以辞退、与其解除劳动或者聘用合同。

第三节　工会的法定职责和企业工会劳动保护工作

工会是劳动者自愿结合的工人阶级的群众组织。中华全国总工会及其各工会组织代表职工的利益，依法维护职工的合法权益。

《中华人民共和国工会法》第六条规定："维护职工合法权益是工会的基

本职责。工会在维护全国人民总体利益的同时，代表和维护职工的合法权益。工会通过平等协商和集体合同制度，协调劳动关系，维护企业职工劳动权益。工会依照法律规定通过职工代表大会或者其他形式，组织职工参与本单位的民主决策、民主管理和民主监督。工会必须密切联系职工，听取和反映职工的意见和要求，关心职工的生活，帮助职工解决困难，全心全意为职工服务。"

（1）执行职工代表大会制度，组织劳动者参与企业民主决策、民主管理、民主监督。

要组织引导职工代表认真仔细审议企业法定代表人劳动安全卫生工作报告和企业劳动安全卫生规划、措施并进行表决；就有关劳动安全卫生的问题提出质询，并要求得到郑重的答复；组织职工代表视察、检查企业劳动安全卫生工作情况，认真行使民主监督权利。

（2）协调、处理劳动关系问题，直接维护劳动者的合法权益。

企业工会和职工代表大会要把进行平等协商、签订集体合同，指导帮助劳动者签订劳动合同，监督企业履行合同作为协调、处理劳动关系问题，维护劳动者合法权益工作的重点。

（3）开展劳动安全卫生监督检查，协助企业做好劳动安全卫生工作。

工会要监督企业严格执行国家有关劳动安全卫生的法律、法规、标准、条例，参与职业卫生各项工作。

（4）开展劳动安全卫生宣传教育，提高劳动者的安全健康意识。

工会要加强劳动保护宣传教育工作，特别要重点加强农民工、外来工及青年职工的劳动安全卫生意识教育。要监督企业对劳动者进行正规的上岗安全培训，履行法定的职业伤害、毒害告知义务，进行防护技能训练。工会要使用各种宣传阵地开展劳动保护教育，帮助职工了解国家有关劳动安全卫生的法律法规和企业的安全生产规章制度，帮助劳动者懂得自己的权利和应履行的义务，提高安全生产责任感及自我保护的意识和技能。

第七章
工伤保险

第一节　工伤及工伤保险

工伤又称产业伤害、职业伤害、工业伤害、工作伤害，是指劳动者在从事职业活动或者与职业活动有关的活动时所遭受的不良因素的伤害和职业病伤害。

工伤保险是劳动者在生产和工作中遭受意外伤害，或因长期接触职业性有毒有害因素引起职业伤害后，由国家和社会给予负伤者、致残者及死亡者生前供养亲属提供必要物质帮助的一种社会保障制度。

工伤保险是由用人单位缴纳的工伤保险费、工伤保险基金的利息和依法纳入工伤保险基金的其他资金构成的一种用于支付工伤的险种基金。

工伤保险费根据以支定收、收支平衡的原则确定费率。国家根据不同行业的工伤风险程度确定行业的差别费率，并根据工伤保险费使用、工伤发生率等情况在每个行业内确定若干费率档次。统筹地区经办机构根据用人单位工伤保险费使用、工伤发生率等情况，适用所属行业内相应的费率档次确定单位缴费费率。

《职业病防治法》第七条规定："用人单位必须依法参加工伤保险。国务院和县级以上地方人民政府劳动保障行政部门应当加强对工伤保险的监督管理，确保劳动者依法享受工伤保险待遇。"

第二节　工伤保险的范围与工伤认定

一、工伤保险覆盖的对象及适用范围

从整体情况看，工伤保险一般适用于工薪劳动者，独立劳动者通常不包括在内。按照我国《劳动法》规定，凡建立了劳动关系的企业或单位都必须实

行工伤保险。

（1）适用范围内的企业：中华人民共和国境内的企业、事业单位、社会团体、民办非企业单位、基金会、律师事务所、会计师事务所等组织和有雇工的个体工商户等，均是《工伤保险条例》的实施对象。"未参加工伤保险期间用人单位职工发生工伤的，由该用人单位按照本条例规定的工伤保险待遇项目和标准支付费用。"

（2）适用范围内的"职工"：指与用人单位存在劳动关系（包括事实劳动关系）的各种用工形式、各种用工期限的劳动者。

二、工伤的认定

（1）职工有下列情形之一的，应当认定为工伤：

① 在工作时间和工作场所内，因工作原因受到事故伤害的。

② 工作时间前后在工作场所内，从事与工作有关的预备性或者收尾性工作受到事故伤害的。

③ 在工作时间和工作场所内，因履行工作职责受到暴力等意外伤害的。

④ 患职业病的。

⑤ 因工外出期间，由于工作原因受到伤害或者发生事故下落不明的。

⑥ 在上下班途中，受到非本人主要责任的交通事故或者城市轨道交通、客运轮渡、火车事故伤害的。

⑦ 法律、行政法规规定应当认定为工伤的其他情形。

［案例一］违章作业导致伤亡，能否认定为工伤？

某工厂铆工皮某，为赶进度违章使用三角皮带超载起吊钢材，致使皮带断裂，钢材下落导致左大腿粉碎性骨折。皮某能否被认定为工伤？

［分析］皮某应被认定为工伤。因为皮某是在工作时间，工作区域内，因工作原因受到事故伤害，符合工伤认定的第一个规定，故应认定为工伤。至于其违章作业，根据工伤保险实施的无责任赔偿原则，并不影响其享受工伤保险的待遇。

［案例二］上班期间在上厕所的途中摔倒是否算工伤？

某企业职工小王在上班期间因内急上厕所，摔了一跤而受伤，当地劳动保障部门认为上班如厕属于私事，与工作无关，不属于工作原因，不认定为工伤，请问是否正确？

［分析］当地劳动保障部门的认定是错误的。理由是：该职工与用人单位已经建立了劳动关系；发生的伤害属于工作时间、工作场所；我国没有任何法律禁止上班时间上厕所，故上厕所并非私事。

［案例三］职工浴室洗澡滑倒摔伤算不算工伤？

某矿业集团职工下班后前往职工浴室洗澡，洗澡时因澡堂地面打滑摔倒，造成右髌骨粉碎性骨折，请问能否认定为工伤？

［分析］按照《工伤保险条例》第十四条第二项规定，可以认定为工伤。该案例中的矿工从事比较脏的工作，"下班后洗澡"和工作有密切联系，可以说是必要的，因此可以认定为工伤。

［案例四］外出途中发生意外事故，是否应当认定为工伤？

职工王某，系某食品厂采购员。在执行采购任务的途中，忽遇强台风袭击，王某被一块大风吹落的广告牌砸伤，造成骨折。王某是否可以被认定为工伤？

［分析］王某应当被认定为工伤。理由是：根据《工伤保险条例》的规定，职工因工外出期间，由于工作原因，遭受意外事故负伤、致残、死亡的，应当认定为工伤；王某为本厂去采购物资，其受伤是因为工作原因所致，因此，应当认定为工伤。

（2）职工有下列情形之一的，视同工伤：

① 在工作时间和工作岗位，突发疾病死亡或者在48 h之内经抢救无效死亡的。

② 在抢险救灾等维护国家利益、公共利益活动中受到伤害的。

③ 职工原在军队服役，因战、因公负伤致残，已取得革命伤残军人证，到用人单位后旧伤复发的。

（3）职工有下列情形之一的，不得认定或视同工伤：

① 故意犯罪的。

② 醉酒或者吸毒的。

③ 自残或者自杀的。

［案例五］职工见义勇为受伤是否可以认定为工伤？

某运输公司的班车遇车祸，职工邓某下车协助现场的交通民警抢救伤员时被另一解放牌卡车撞为脑挫裂伤，颅内血肿，脾破裂，进行了脾切除手术等治疗。邓某所在运输公司不同意按工伤给予待遇，邓某诉至仲裁委员会。仲裁委员会受理后，经过调查，裁决邓某胜诉。

冶金企业从业人员

[分析] 这是一起是否工伤引发的劳动争议,焦点在于伤害发生的地点不在工作岗位算不算工伤? 邓某是在上班途中帮助料理事故时被撞成重伤的,虽不在工作岗位上,但却是在为社会做好事的现场,按照《工伤保险条例》第十五条规定,在抢险救灾等维护国家利益、公共利益活动中受到伤害的,应该认定为工伤。

第三节 工伤保险待遇

一、医疗待遇

医疗待遇指职工在工伤医疗期间所享受的待遇。工伤医疗期是指职工因工负伤或患职业病需要停止工作接受治疗的期间, 按照轻伤和重伤的不同, 确定为 1~24 个月, 最长不超过 36 个月。医疗待遇的项目与标准见表 7-1。

表 7-1 医疗待遇的项目与标准

项　目		支付主体	标　准	限 制 性 条 件
医疗费: 含挂号费、住院费、医治费、药费、当地就医路费		工伤保险基金	全额 (100%)	协议医疗机构, 项目符合目录或标准规定
住院伙食补助费		原用人单位	公差伙食补助标准的 70%	
出外就医交通、食宿费		原用人单位	公差伙食补助标准全额	
康复性治疗费		工伤保险基金	全额 (100%)	协议医疗机构, 项目符合目录或标准规定
停工留薪期工资福利待遇: 即工伤津贴		原用人单位	原工资福利待遇不变	一般不超过 12 个月, 不得超过 24 个月
生活护理费	停工留薪期间	停工留薪期后	依据生活护理依赖等级: 全部、大部分、部分, 分别按照统筹地区上年度职工月平均工资的 50%、40%、30% 支付	
	原用人单位	工伤保险基金		

二、伤残待遇

伤残待遇是指企业职工因工负伤医疗终结后经劳动鉴定委员会评残,因丧

第七章　工伤保险

失劳动能力而享有的待遇，共分十个伤残等级，见表7-2和表7-3。

表7-2　职工工伤与职业病致残程度分级表

级别	级别综合判定依据
一级	器官缺失或功能完全丧失，其他器官不能代偿，需特殊医疗依赖，完全或大部分生活不能自理
二级	器官严重缺损或畸形，有严重功能障碍或并发症，存在特殊医疗依赖，或大部分生活不能自理
三级	器官严重缺损或畸形，有严重功能障碍或并发症，需特殊医疗依赖，或生活不能自理
四级	器官严重缺损或畸形，有严重功能障碍或并发症，需特殊医疗依赖，生活可以自理
五级	器官大部分缺损或明显畸形，有较重功能障碍或并发症，需一般医疗依赖，生活能自理
六级	器官大部分缺损或明显畸形，有中等功能障碍或并发症，需一般医疗依赖，生活能自理
七级	器官大部分缺损或畸形，有轻度功能障碍或并发症，需一般医疗依赖，生活能自理
八级	器官部分缺损，形态异常，轻度功能障碍，有医疗依赖，生活能自理
九级	器官部分缺损，形态异常，轻度功能障碍，无医疗依赖，生活能自理
十级	器官部分缺损，形态异常，无功能障碍，无医疗依赖，生活能自理

表7-3　伤残待遇的项目与标准

伤残等级		基金支付一次性伤残补助金	劳动关系	按月支付伤残津贴		社会保险费	退休待遇
一至四级	一级	24个月	保留劳动关系，退出岗位	本人工资	90%	基金支付	用人单位和个人按规定缴纳	停发伤残津贴，享受基本养老保险，并补差额
	二级	22个月			85%			
	三级	20个月			80%			
	四级	18个月			75%			
	五级	本人工资 16个月	若难以安排工作，退出岗位		70%	单位支付		
	六级	14个月			60%			
七至十级	七级	12个月	劳动合同期满可终止	单位或个人提出终止劳动合同，用人单位按照当地相关规定支付一次性工伤医疗补助金和伤残就业补助金				
	八级	10个月						
	九级	8个月						
	十级	6个月						

三、因工死亡待遇

因工死亡待遇是指职工因生产事故或职业病死亡，旧伤复发死亡或者全残退职后因病死亡而享有的待遇。职工因工死亡，其直系亲属按照规定从工伤保险基金领取丧葬补助金、供养亲属抚恤金和一次性工亡补助金，见表7-4。

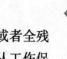

表7-4　死亡待遇的项目与标准

项　　目	基　　数	标　　准	限 制 条 件
丧葬补助金	统筹地区上年度职工月平均工资	6个月	
供养亲属抚恤金	工亡职工生前工资	配偶：40%／人月；其他亲属：30%／人月；孤寡老人：50%／人月；孤儿：40%／人月	各项之和不得高于工亡职工生前工资
一次性工亡补助金	统筹地区上年度职工月平均工资	48个月至60个月	

参 考 文 献

［1］郑玉新，等．金属冶炼行业职业危害分析与控制技术［M］．北京：冶金工业出版社，2005.

［2］杜长坤，等．冶金工程概论［M］．北京：冶金工业出版社，2015.

［3］薛正良，等．钢铁冶金概率［M］．北京：冶金工业出版社，2014.

［4］华一新，等．有色冶金概论［M］．北京：冶金工业出版社，2015.

［5］孙贵范，等．职业卫生与职业医学［M］．北京：人民卫生出版社，2012.

［6］中华全国总工会劳动保护部．职业卫生与职业健康通用读本［M］．北京：中国工人出版社，2012.

［7］邢娟娟，陈江，杨力，等．企业作业场所职业危害识别与控制［M］．北京：中国工人出版社，2009.

［8］王忠旭，于冬雪，李涛，等．冶金轧钢生产的职业病危害识别与分析［J］．中国卫生工程学，2005，4（2）：71 – 76.

［9］杨富．冶金安全生产技术［M］．北京：煤炭工业出版社，2010.

［10］王艳斌，王诗斌．钢铁工业职业病危害与分级预防［J］．职业与健康，2014，（30）（4）：563 – 565.

［11］张晓敏，陈铁，张建成，等．钢铁业噪声对工人健康的影响［J］．中国职业医学，2002，29（1）：56 – 57.

冶金企业从业人员